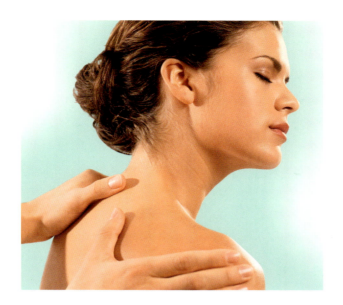

DR. MED. SIEGBERT TEMPELHOF

Osteopathie
Schmerzfrei durch sanfte Berührungen

- ➤ Bewegungsblockaden erkennen und lösen
- ➤ Die Selbstheilungskräfte aktivieren
- ➤ **Extra:** Mit Selbstbehandlungsprogramm

GU RATGEBER GESUNDHEIT

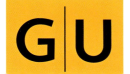

Inhalt

Zwei Worte zuvor 5

Osteopathie:
Neue Wege – neue Chancen 7

Über die Osteopathie 8
Dr. Andrew Still –
ein intuitiver Arzt 8
   Schlüsselerlebnis in der
   Kindheit 8
   Schicksalsschläge als
   Wegbereiter 9
   1874 – Geburtsjahr der
   Osteopathie 9
   Entwicklung der Osteopathie 10
Osteopathie – ein
ungewöhnlicher Name 12
   Mitgefühl mit allen Geweben 12
   Mitgefühl mit dem Patienten 13

Philosophie der Osteopathie 14
Die vier osteopathischen
Prinzipien 14
   Osteopathie – ein
   ganzheitliches Prinzip 14
   Aktivierung der
   Selbstheilungskräfte 15
   Die Form folgt der Funktion 16
Weitere osteopathische
Grundsätze 17
   Die Sinnesleistung der Hand 17
   Leben ist Bewegung 18
   Leben ist Rhythmus 19
Osteopathische Betrachtungs-
weise des Körpers 20
   Das osteopathische Gelenk 21
   Das Bindegewebe – ein
   BINDE-Gewebe 22
   Ein osteopathischer Ausflug
   ins Reich der Niere 23
Wirkungsweise der
Osteopathie 25
   Abbau von Barrieren 25
   Energieimpulse setzen 27
   Die Funktion wieder
   herstellen 27
   Flüssigkeitsströme im
   Körper regulieren 28
Gesundheit und Krankheit
aus Sicht der Osteopathie 28
   Der Körper in der Balance 30
Osteopathie und Schulmedizin 30
   Der Osteopath –
   kein Wunderheiler 31

PRAXIS

Der Besuch beim Osteopathen 33
Ihre Befragung 34
Der osteopathische
Fragebogen 34

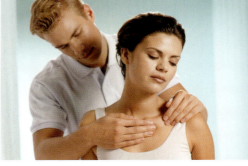

Der Dialog – die Einkreisung des Problems	34
Zusammenhang zwischen Kopfschmerz und Gebärmutter	35
Zusammenhang zwischen Kopfschmerz und Umknickverletzung	36

Ihre Untersuchung und Behandlung 38

Die drei osteopathischen Systeme	38
Das parietale System	39
Das craniosacrale System	40
Das viszerale System	42
Ihre Therapie	43
Die verschiedenen Techniken	44
Nach der ersten Behandlung	54
Welche Krankheitsbilder können osteopathisch behandelt werden?	55
Besondere Aspekte bei Kindern, Frauen und Männern	56
Wann sollte nicht osteopathisch behandelt werden?	59

Das osteopathische Selbstbehandlungsprogramm 61

Aktivierung der Selbstheilungskräfte 62

Was Sie zuvor wissen sollten	63
Die Grundübungen	64
Die drei Säulen der Stabilität	66
Die fünf Ebenen der Mobilität	68
Die drei Kernübungen	71
Die Aufbauübungen	74
Die fünf Dimensionen der Atmung	74
Die Übungen für das craniosacrale System	78
Die Partnerübungen	79
Die lymphatischen Übungen	81
Die energetischen Übungen	85

Der osteopathische Fragebogen 88

Über Osteopathen, Kassen und Kosten 90

Wer darf sich Osteopath nennen?	90
Wer bildet Osteopathen aus?	90
Wird die Behandlung bezahlt?	91
Dauer und Kosten einer Behandlung	91
Osteopathische Verbände, die dieses Buch empfehlen	92

Zum Nachschlagen 93

Adressen, die weiterhelfen	93
Bücher, die weiterhelfen	93
Sachregister	94
Impressum	96

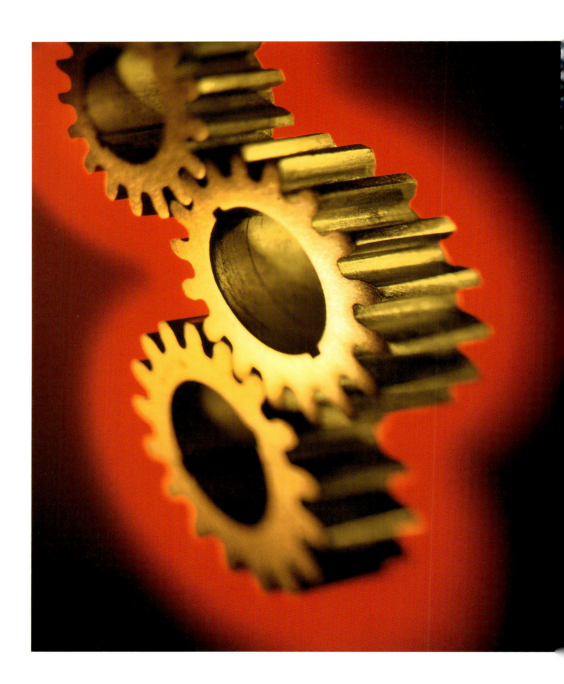

Zwei Worte zuvor

Wie können wir gesund bleiben? Und wenn wir krank sind, wie können wir gesund werden? Einige der größten Geheimnisse bei der Suche nach Gesundheit sind in der Philosophie der osteopathischen Medizin wiedergegeben. Diese Geheimnisse wurden zuerst von Dr. Andrew Taylor Still beschrieben. Still beobachtete die Beziehung zwischen Körperstruktur und Körperfunktion und erkannte, dass die Funktion durch Behandlung der Struktur wieder hergestellt werden kann. Er wies darauf hin, dass der Körper über Mechanismen verfügt, die immer wieder den Status der Gesundheit einzunehmen versuchen. Der Osteopath begleitet und lenkt diesen einmaligen Mechanismus. Er kann in diesem Sinne vielen Patienten helfen, wobei in letzter Konsequenz der Körper des Patienten eine Heilung vollzieht.
Das 20. Jahrhundert hat uns im Bereich der Schulmedizin hochwirksame Techniken und einen nie gekannten Fortschritt gebracht. Die Arbeit mit dem Körper und seinen Selbstheilungskräften ist jedoch nicht hoch genug einzuschätzen. Die Osteopathie weist uns den Weg, mit den körpereigenen Selbstheilungsmechanismen zu arbeiten.

Professor Dr. John M. Jones III, Kirksville, USA
Präsident der Amerikanischen Akademie für Osteopathie (AAO)

Bis heute ist das Angebot der deutschsprachigen Patientenliteratur über das faszinierende Gebiet der Osteopathie äußerst bescheiden. Für die stetig wachsende Zahl der aufgeschlossenen Patienten, die den Osteopathen konsultieren und auf seine therapeutischen Erfolge vertrauen, war es nun an der Zeit, einen Ratgeber zu verfassen, der in der Lage ist, ihren Wissensdurst zu befriedigen.
Dieses Buch erscheint in sich greifend wie ein Räderwerk, mit welchem der Autor die komplexen Möglichkeiten der Osteopathie sehr plastisch und verbindend verzahnt, wertvollste Aufklärungsarbeit vollbringt und somit eine wunderschöne Möglichkeit zur Beantwortung der so häufig gestellten Frage bietet: Was ist eigentlich Osteopathie genau?
Ich möchte Herrn Dr. med. Siegbert Tempelhof zu dieser sehr anschaulichen und auch neugierig machenden Darstellung gratulieren und freue mich schon jetzt auf weitere »Expeditionen« in das weite Feld der Osteopathie – zum Wohl unserer Patienten.

Karl Heinz Riedl, DO MRO
Vorstand des Verbandes der Osteopathen Deutschlands (VOD)

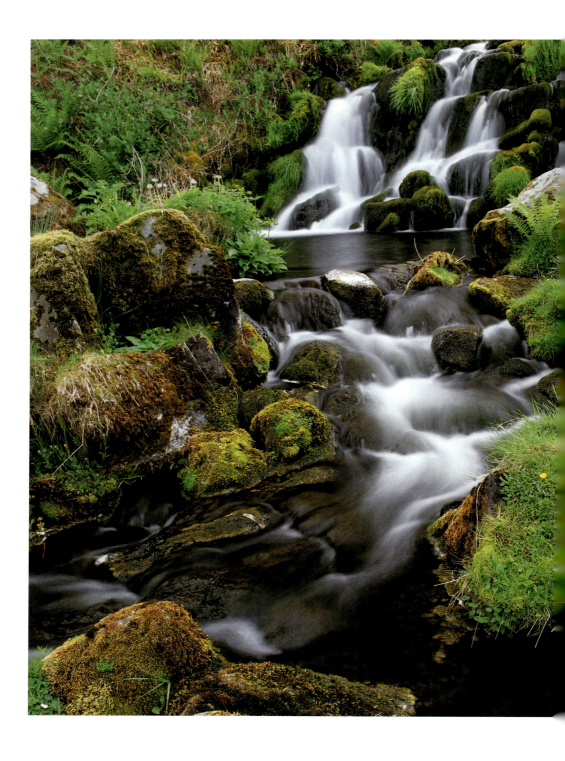

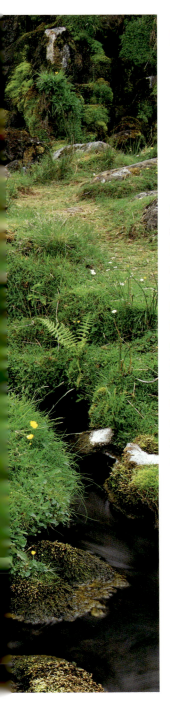

Osteopathie: Neue Wege – neue Chancen

Der Osteopath »sieht« mit seinen Händen. Er erspürt Körperblockaden und löst diese auf, bringt Körpergewebe ins Gleichgewicht und lässt die Lebensenergie wieder fließen. Mit sanften Methoden aktiviert er die Selbstheilungskräfte des Körpers und bringt die Körperflüssigkeiten wieder in Fluss. Gefühlvoll, natürlich, gezielt wird die Beseitigung von Schmerzen und Beschwerden eingeleitet.

Über die Osteopathie

Osteopathie ist eine sanfte Heilmethode, die mit den Händen ausgeführt wird und ohne Apparate und ohne Medikamente auskommt – die Behandlung ist auf Grund der sanften Berührungen und sehr leichten Gewebeverschiebungen oft kaum wahrnehmbar. Die Osteopathie und die Schulmedizin ergänzen einander.

Dr. Andrew Still – ein intuitiver Arzt

> Wenn alle Teile des Körpers richtig ausgerichtet sind, haben wir perfekte Gesundheit. Wenn nicht, resultiert daraus Krankheit. Werden die Teile wieder korrekt ausgerichtet, weicht die Krankheit der Gesundheit (Dr. A. T. Still)

Dr. Andrew Taylor Still (1828–1917, USA), der Begründer der Osteopathie, war ein interessanter Mensch. Eigentlich unnötig, das zu sagen. Alle Menschen, die etwas Neues in diese Welt gebracht haben, sind interessant und haben etwas Faszinierendes an sich. Oft bedingen bestimmte Ereignisse neue Ideen, setzen neue Gedanken frei. Betrachten wir die Person A. T. Still etwas näher. Seine kurz gefasste Lebensgeschichte lässt das Konzept der Osteopathie plastischer erscheinen.

Schlüsselerlebnis in der Kindheit

Sein Vater, selber Arzt, nahm den jungen Andrew Taylor oft mit auf seine Patientenbesuche und war ein wichtiger Lehrmeister. Andrew Taylor Still entwickelte mit der Zeit eine große Begeisterung für alle Lebewesen und deren Funktion.

Als Junge litt er an schweren Kopfschmerzen, die ihn veranlassten, sich schon frühzeitig mit dem eigenen Körper auseinander zu setzen. Eines Tages, während einer heftigen Kopfschmerzattacke, entfernte er das Sitzholz seiner von einem Baum hängenden Schaukel, verlängerte das Seil etwas und legte seinen Hinterkopf auf die Seilschlinge. Durch diese Lagerung übte er einen Zug auf seinen Hinterkopf aus und reduzierte dadurch seinen Kopfschmerz derart, dass er einschlief. Als er wieder aufwachte, war der Kopfschmerz zu seiner Überraschung verschwunden. Diese Technik, die er immer wieder erfolgreich anwandte, war eines der Schlüsselereignisse zur späteren Entwicklung des osteopathischen Konzeptes.

Dr. Andrew Still – ein intuitiver Arzt

In dieser Begebenheit erkennt man eine wesentliche Eigenschaft von Dr. Still: Er hat sich nicht einfach mit seinem Schicksal (später auch dem Schicksal anderer) abgefunden, sondern aktiv dagegen angekämpft und einen Lösungsweg gesucht.

Im übertragenen Sinn hat die Entfaltung von Aktivität, wie sie von Dr. Still praktiziert wurde, Eingang in das therapeutische Konzept der Osteopathie gefunden. Selbstheilungskräfte lassen sich durch aktive Maßnahmen des Patienten, wie Übungen, Sport, Entspannung und kleine Veränderungen des Lebensrhythmus, auslösen. Neben der eigentlichen osteopathischen Behandlung ist die Aktivität des Patienten, vom Osteopathen geleitet, entscheidend auf dem Weg zur Gesundheit.

Gesundheit zu finden sollte das Ziel eines Arztes sein. Krankheit kann jeder finden (Dr. A. T. Still)

Schicksalsschläge als Wegbereiter

Der Arzt Dr. Andrew Taylor Still begründete im Jahr 1874 die Osteopathie.

Durch eine Naturkatastrophe verlor Dr. Still eine kurz zuvor erworbene Farm und war ruiniert. Um seine Familie zu ernähren, musste er über Jahre als Arzt und Landwirt tätig sein. Während des Bürgerkriegs arbeitete er als Chirurg und weitete seine medizinischen Kenntnisse aus, lernte aber auch immer mehr die Grenzen der damaligen Medizin kennen. Ein besonderer Wendepunkt stellte der Verlust drei seiner Kinder dar, die während einer Meningitisepidemie verstarben. Hilflos musste er als Arzt erleben, dass die damaligen Heilmittel, unabhängig von der Krankheit, meist mehr schadeten als Nutzen erbrachten.

1874 – Geburtsjahr der Osteopathie

Nach weiteren Studien des menschlichen Körpers und wiederholt negativen Erfahrungen mit den damals verwendeten Heilmethoden hisste er schließlich im Jahr 1874 das »Banner der Osteopathie«, wie er sich später in seiner Biographie ausdrückte. Er hatte innerhalb mehrerer Jahre durch seine genauen Kenntnisse in Bau und Funktion des menschlichen Körpers eine Methode entwickelt, um mit Hilfe seiner Hände im Patientenkörper Heilprozesse auszulösen. Seine Therapie war anfangs einfach unter dem Namen »Die Still-Behandlung« bekannt. Erst in späteren Jahren benannte er sie in Osteopathie um.

Dr. Still baute seine osteopathische Praxis in der kleinen Stadt Kirksville im Bundesstaat Missouri auf. Über die Jahre wurde er schließlich so bekannt und erfolgreich, dass Patienten von weit her anreisten, um sich von ihm osteopathisch behandeln zu lassen.

Entwicklung der Osteopathie

Die Osteopathie in den USA

Dr. Still, überzeugt von seinen Ideen und beflügelt von seinen Therapieerfolgen, gründete im Jahr 1892 die amerikanische Schule für Osteopathie in Kirksville, Missouri. 1892 zählte die erste Klasse 21 Studenten, im Jahr 1900 wurden bereits 700 Studenten in Osteopathie ausgebildet. Als Andrew Taylor Still im Jahr 1917 hochbetagt im Alter von 89 Jahren starb, hinterließ er eine aufstrebende Therapiemethode, die durch teilweise spektakuläre Heilerfolge immer bekannter wurde. Aus seiner Praxis war mittlerweile eine Klinik geworden, seine Anhänger gründeten landesweit weitere osteopathische Praxen und Schulen. Der Siegeszug der Osteopathie in den Vereinigten Staaten war unaufhaltsam, aber nicht ohne Schwierigkeiten. Die traditionellen Mediziner waren den neuen Ideen gegenüber wenig aufgeschlossen. Die vollständige Akzeptanz und Integration in das medizinische Versorgungssystem dauerte Jahrzehnte und konnte erst in den Jahren 1967 bis 1973 mit vollständiger Anerkennung seitens aller staatlichen Stellen in allen amerikanischen Bundesländern abgeschlossen werden.

In den USA wird Osteopathie seit über hundert Jahren gelehrt

Mittlerweile gibt es in den USA 19 osteopathische Universitäten, die Zahl der osteopathischen Ärzte beläuft sich auf etwa 45.000. Osteopathische und nichtosteopathische (schulmedizinische, von Osteopathen allopathisch genannte) Ärzte arbeiten Hand in Hand. Die in den letzten Jahren ständig ansteigende Zahl von Studenten wird insbesondere von den Krankenkassen mit Interesse verfolgt, da der osteopathische Facharzt auf Grund seiner Arbeitsweise eine hoch effektive und doch kostengünstige Medizin anbieten kann.

Der osteopathische Mediziner schließt mit dem Grad »Doktor der Osteopathie« (DO) ab, der Schulmediziner mit dem Grad »Medical Doctor« (MD). Beide Studiengänge sind in den medizinischen Grundla-

Die Osteopathie ist in den USA in das medizinische System voll integriert und wird an eigenen Universitäten gelehrt

genfächern identisch, die Osteopathen werden neben dem ganzheitlich-philosophischen Ansatz intensiv in den unterschiedlichen Gewebetechniken unterrichtet. Ein Osteopath in den USA kann neben seinem osteopathischen Facharzt zusätzlich auch Facharzt in anderen Fächern sein, wie Innere Medizin, Neurologie, Chirurgie oder Orthopädie.

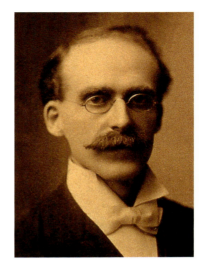

John Martin Littlejohn war der Wegbereiter der Osteopathie in Europa.

Die Osteopathie in Europa

In Europa haben Osteopathen noch nicht eine derartige Verbreitung erfahren, weisen aber im Vergleich mit den USA die deutlich höheren Steigerungszahlen auf. In England gründete John Martin Littlejohn (1865–1947), ein Schüler Stills, 1917 die Britische Schule der Osteopathie, die erste europäische Schule für Osteopathie. Dort stellen die Osteopathen einen eigenen Berufsstand dar. In vielen Ländern Europas haben Osteopathen in den medizinischen Versorgungssystemen bereits einen festen Platz, auch nichtärztliche Therapeuten, wie Heilpraktiker und Physiotherapeuten, üben die Osteopathie aus.

In Deutschland, wo noch vor wenigen Jahren die Osteopathie weitestgehend unbekannt war, verbreiten sich zwischenzeitlich osteopathisch arbeitende Ärzte, Heilpraktiker und Physiotherapeuten mit großer Geschwindigkeit. Leider gibt es noch keinen gesetzlich geregelten Ausbildungsgang, so dass die Qualität der angebotenen Therapie mehr oder weniger stark schwanken kann. Die Lehre der Osteopathie einschließlich der wichtigen osteopathischen Philosophie ist dermaßen komplex, dass eine fundierte Ausbildung unerlässlich ist. Wenn auch einige osteopathische Techniken in relativ kurzer Zeit erlernbar sind, bedarf die Beherrschung des osteopathischen Gesamtkonzeptes, welches Grundlage des Behandlungserfolges ist, einer intensiven Ausbildung, die in der Regel mehrere Jahre andauert.

Adressen von Verbänden, die Namen qualifizierter Osteopathen weitergeben, finden Sie auf Seite 92.

Osteopathie – ein ungewöhnlicher Name

Wahrscheinlich können Sie mit dem Namen Osteopathie nicht viel anfangen, aber keine Sorge, nur den wenigsten ist die Herkunft des Begriffs bekannt. Allenfalls kennen Sie das Wort Osteoporose, das immer wieder Anlass zur Verwechslung gibt. Osteoporose hat aber rein gar nichts mit Osteopathie zu tun, bis auf den gemeinsamen Wortbestandteil »osteo«.

Das griechische Wort »osteo« bedeutet Knochen, »pathos« heißt übersetzt Leiden, Schmerz. Osteopathie steht also sinngemäß für »Leiden der Knochen«. Eine andere Interpretation dieses altgriechischen Begriffs ist »Leiden, bedingt durch den Knochen«. Still stellte insbesondere den Knochen mit seinen »Leiden« in den Mittelpunkt (deshalb Osteopathie). Knöchernes Gewebe kann oftmals am eindrucksvollsten Fehlfunktionen anderer Gewebebereiche aufzeigen, indem es wie ein Hebel Ungleichgewichte deutlich hervorhebt.

Ein weiterer Herleitungsversuch unterstreicht die Philosophie der Osteopathie. »Pathos« bedeutet auch so viel wie Mitgefühl, mitleiden, sich in etwas hineinversetzen. Den Begriff »Osteopathie« könnte man demnach auch als »Mitgefühl mit den Knochen« übersetzen. In diesem eleganten Wortspiel kommt das sanfte Wesen der Osteopathie zum Ausdruck.

Mitgefühl mit allen Geweben

Dr. Andrew Taylor Still hatte einst beobachtet, dass ein kranker Körper immer von Problemen im Muskel- und Skelettsystem begleitet ist. Er führte diese Probleme auf Störungen und Ungleichgewichte in der Gefäßzirkulation und im Nervensystem zurück. Durch die von ihm entwickelten Techniken der Gewebebehandlung normalisierte er Muskelspannung und Knochenstellung und stellte das reibungslose Funktionieren des Flüssigkeitsstroms und Flüssigkeitsaustauschs wieder her. Im Lauf der Jahre erkannte man, dass nicht

Auf einer einsamen Insel, losgelöst von allen technischen Hilfsmitteln, würde man auf das Therapiekonzept der Osteopathie treffen: eine Therapie mit dem am höchsten entwickelten Tastorgan aller Lebewesen, der Hand.

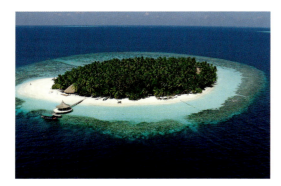

Osteopathie – ein ungewöhnlicher Name

> **Grundlage des Lebens**
> Dafür hielt Still die ungestörte Bewegung und den ungehinderten Strom der Gewebeflüssigkeiten (Blut, Lymphe, Zellzwischenraumflüssigkeit). Erst dadurch kann die lebensnotwendige Versorgung jeder einzelnen Zelle mit Nährstoffen und Sauerstoff sichergestellt werden sowie der nicht minder wichtige Abtransport von Schlackenstoffen. Einschränkungen des Lebensflusses im Bereich der Gewebebewegungen, Stauungen im Bereich der Gefäße (Arterien, Venen, Kapillaren, Lymphbahnen), Druckeinwirkungen und Minderernährung der Nerven sah Still als Basis für die Entwicklung weiterführender Krankheiten. Wird die Funktionsstörung der Gewebe rechtzeitig behandelt, ist der Prozess der zunehmenden Fehlfunktion vollständig umkehrbar.

»Krankheit ist das Ergebnis einer mangelnden Bereitstellung von Körperflüssigkeiten und Körpersäften oder einer Einschränkung in der Lebensqualität (Dr. A. T. Still)

nur von den verschiedenen Gewebearten, wie Knochen, Muskeln, Sehnen, Bändern und inneren Organen, Fehlfunktionen ausgehen können, sondern auch von Umweltfaktoren und emotionalen Prozessen.

Mitgefühl mit dem Patienten

Die von Osteopathen benutzten Techniken werden laufend weiterentwickelt und durch neue Verfahren ergänzt. Osteopathie ist keine statische, auf festen Regeln aufbauende Therapie, sondern ein dynamischer Prozess, der ständig Änderungen und Anpassungen unterworfen ist. Die Fortentwicklung der Menschheit, neue Forschungserkenntnisse und Therapieansätze werden in diesen dynamischen Prozess integriert. In seiner Behandlung wird der Osteopath die auf den Patienten einwirkenden Umweltfaktoren genauso berücksichtigen wie seine Persönlichkeit und Lebensumstände. Deshalb ist die Osteopathie eine ganzheitliche Behandlung. Gut geschulte, erfahrene Osteopathen können die im Gewebe gespeicherten emotionalen Informationen verwerten.
Der Patient wird in seine Gesundung aktiv mit einbezogen. Während der Osteopath die für den Patienten schwer zugänglichen Selbstheilungspotenziale aktiviert, muss der Patient auf Anraten seines Osteopathen in bestimmten Lebensbereichen selber aktiv werden. Das kann Bewegung, Training, Ernährung, Ruhe, Entspannung und andere Bereiche betreffen. (Mehr dazu siehe ab Seite 62.)

Der Osteopath »fühlt« mit dem Gewebe mit und stellt so dessen Gleichgewicht wieder her. Dadurch kann er Fehlfunktionen, Schmerzen und Krankheiten positiv beeinflussen

Philosophie der Osteopathie

Die Osteopathie wird von ihren Anwendern als Philosophie, Wissenschaft und Kunst verstanden

Die osteopathische Lehre ist nicht nur ein therapeutisches Behandlungsprinzip für bestimmte Schmerzsyndrome. Sie wird von den Osteopathen durch die ganzheitliche Betrachtungsweise des Körpers als umfassendes Therapiekonzept für Körper, Geist und Seele gesehen. Die Osteopathie bedient sich der wissenschaftlich gesicherten Medizin, Chemie, Physik und Biologie, aber auch der Methoden, die sich von der Erfahrung her als wirkungsvoll erwiesen haben, derzeit aber nicht mit wissenschaftlichen Methoden nachgewiesen werden können.
Die feine Entwicklung der Hände als überragendes Tastorgan (siehe Seite 17) stellt eine Kunst dar, das intuitive Erfassen der Zusammenhänge von Körper, Geist und Seele ist Grundlage der philosophischen Betrachtung. Das perfekte Zusammenspiel aller Gewebe ermöglicht eine ungestörte Funktion.

Die vier osteopathischen Prinzipien

Die osteopathische Philosophie ruht auf vier Prinzipien (siehe Kasten Seite 15). In den folgenden Abschnitten werden wir diese Prinzipien, die einer osteopathischen Behandlung immer zu Grunde liegen, näher erläutern.

Osteopathie – ein ganzheitliches Prinzip

Ganzheitlichkeit (= Holismus) ist ein Modewort geworden, das allerdings nur wenige Therapien zu Recht für sich in Anspruch nehmen können, denn dabei wird vergessen, dass eine Therapie auf rein geistiger, seelischer oder spiritueller Ebene ebenso wenig ganzheitlich ist wie eine reine Körpertherapie. »Ganzheitlich« bedeutet, den Körper des Menschen nicht in seine einzelnen Organbestandteile zu zerlegen. Will man zum Beispiel ein bestimmtes Organ oder Gelenk von Schmerzen befreien, darf man nicht nur den betreffenden Körperteil betrachten, sondern muss den gesamten Körper mit all seinen Verbindungen vom Scheitel bis zur Sohle in die Diagnostik und Therapie mit einbeziehen.

Mein Ziel ist, den Osteopathen zu einem Philosophen zu machen und ihn auf den Boden der Vernunft zu stellen (Dr. A. T. Still)

> **Die vier Prinzipien der Osteopathie**
> - Der Körper ist eine ganzheitliche Einheit aus Körper, Geist und Seele.
> - Der Körper verfügt über Selbstheilungskräfte, Selbstregulationsmechanismen und Gesunderhaltungssysteme.
> - Der Körper besteht aus Gewebestrukturen, deren Form und Funktion untrennbar miteinander verbunden sind.
> - Die osteopathische Therapie ist eine Synthese aus den drei vorangegangenen Prinzipien, aus der Körper-Geist-Seele-Einheit, der Aktivierung der Selbstheilungskräfte und der untrennbaren Beziehung zwischen Gewebeform und Gewebefunktion.

Doch »ganzheitlich« bedeutet noch viel mehr. Neben dem Körper existieren die Seele und der Geist. Begriffe, die sich neben der stofflichen Organmedizin nur schwer fassen lassen und doch einen jeden Menschen entscheidend beeinflussen. Körper und Psyche sind untrennbar miteinander verbunden. Mentales, Spirituelles, Denken, Fühlen, Verstehen, Hoffen, Glaubensgrundsätze, Ethik und Moral sind nicht abtrennbare Bestandteile der Ganzheitlichkeit des Menschen. Ein Sturz kann neben der Gewebeschädigung auch ein emotionales Problem hervorrufen. Eine Konfliktsituation kann neben der emotionalen Belastung auch zu einem Gewebeschaden führen.

Der Osteopath betrachtet den gesamten Körper, das Umfeld des Patienten mit möglichen Wechselwirkungen, den psychisch-emotionalen Aspekt, die Fitness, Ernährung, Bewegung, Entspannung, Aktivität oder Passivität. Alle diese Faktoren können, müssen aber nicht direkt angesprochen werden. Die jeweiligen Aspekte fließen in die Therapie mit ein. Aus der fundamental ganzheitlichen Sicht heraus bedient sich der Osteopath der schulmedizinisch nachvollziehbaren Techniken, aber auch der Erfahrungsheilkunde, deren Wirkprinzipien sich mit heutigen Messverfahren nur unvollkommen nachweisen lassen.

Osteopathische Therapieprinzipien verstehen den Körper als Einheit von Körper, Geist und Seele, und entsprechend sind Diagnostik und Therapie angelegt

Aktivierung der Selbstheilungskräfte

Die Selbstheilungskräfte des Körpers besitzen innerhalb des osteopathischen Konzeptes eine herausragende Stellung. Die Osteopathie geht davon aus, dass jeder Körper mit natürlichen Korrekturkräften ausgerüstet ist, die versuchen, einen Organismus immer der bestmöglichen Gesundheit zuzuführen. Dr. Still war von den Körperkräften, die auch notwendige körpereigene Heilmittel produzieren, überzeugt. Heute weiß man, dass tatsächlich ungeheuer viele körpereigene heilende Stoffe hergestellt werden können, deren Wirksamkeit sowohl vom Gewebezustand als auch von psychischen, mentalen und sozialen Faktoren beeinflusst wird.

> Wesentlicher Bestandteil der osteopathischen Philosophie ist die Fähigkeit, Selbstheilungskräfte im Körper aktivieren zu können

Selbstheilungskräfte wirken ungehindert, solange der Körper gut ausbalanciert ist und Störungen aus eigener Kraft beseitigen kann. Ist diese Kompensationsfähigkeit durch ein Gewebeungleichgewicht, Flüssigkeitsstauungen, mangelhafte Gewebeernährung, Druck auf Nerven, Fehlstellungen von Knochen, Minderbeweglichkeit von Organen usw. erschöpft, können die Heilkräfte nicht mehr optimal wirken. Emotionale Probleme, Stress, soziale Spannungen oder Konflikte können ebenfalls dazu führen, dass Störungen nicht aus eigener Kraft behoben werden können; auch sie können die Selbstheilungskräfte lähmen. Der Osteopath ist in der Lage, mit seinen Techniken Gewebespannungen aufzulösen und Flüssigkeitsströme wieder herzustellen, so dass die Selbstheilung, Selbstregulation und Selbstorganisation wieder ungehindert wirken kann. Durch die bestehenden Rückkoppelungen zwischen Körper, Geist und Seele können auch Faktoren der Psyche durch Gewebekorrekturen positiv beeinflusst werden.

Die Form folgt der Funktion

Wir kennen dieses Prinzip aus dem modernen Design. Die Form eines Gegenstandes ist völlig auf dessen jeweilige Funktion ausgerichtet. Nichts Unnötiges trübt das Bild.

Betrachten wir dies am Beispiel des Flugzeugs. Seine Funktion stellt das Fliegen dar. Rumpf und Tragflächen sind so konstruiert, dass es sich in die Luft erheben und dort halten kann. Der Funktion des Fliegens sind die Formen von Rumpf und Tragflächen völlig untergeordnet. Tritt nun ein kleiner Fehler in diesem System auf, kann er das Fliegen gefährden, möglicherweise sogar zum Absturz führen.

> Jede einzelne Struktur im Körper ist entsprechend ihrer Funktion geformt

Genau nach diesem Prinzip ist auch der menschliche Körper ausgerichtet. Jeder einzelnen Zelle kommt eine ganz bestimmte Funktion zu. Aussehen und Konstruktion der Zellen bzw. der Zellverbände folgen bis ins Detail dieser bestimmten Funktion. Die Natur hat ein Gebilde mit vollkommenem Sinn und Zweck erschaffen. Aber eben keine tote

Materie wie ein Flugzeug, sondern ein lebendiges Wesen, das einer großen Sorgfalt bedarf, damit alle Bestandteile des menschlichen Körpers optimal und uneingeschränkt miteinander funktionieren können.
Ein Flugzeug muss ständig gewartet werden, damit die täglichen Gebrauchsspuren beseitigt und kleinere Fehlfunktionen sofort behoben werden können. Bei größeren Fehlfunktionen müssen Spezialisten zu Rate gezogen werden. Nicht anders ist es im menschlichen Körper. Sie selber sollten Ihren Körper regelmäßig pflegen, damit er optimal funktionieren und sich regenerieren und reparieren kann. Tritt ein Problem auf, das nicht gelöst werden kann, muss ein Spezialist in Form eines Therapeuten hinzugezogen werden. Im Gegensatz zu einem Flugzeug ist der Körper mit Selbstheilungskräften ausgerüstet, die der jeweilige Mensch aber selber in Funktion setzen oder setzen lassen muss.

Wie bei einem Flugzeugkörper ist auch der menschliche Körper vollendet an seine Funktion angepasst.

Weitere osteopathische Grundsätze

Neben den vier Prinzipien gibt es natürlich weitere Betrachtungsweisen, die uns das Wesen der Osteopathie und ihr Verständnis vom Körper näher bringen.

Die Sinnesleistung der Hand

Bewundern Sie nicht Weinkenner, die in der Lage sind, Hunderte von verschiedenen Aromen zu unterscheiden? Feinschmecker, die Gewürze aus Speisen herausschmecken können? Parfümtester, die mit großer Sicherheit Düfte analysieren können? Niemand wird daran zweifeln, dass diese Sinnesleistungen hohe Kunstfertigkeiten sind.
Wie aber steht es mit den Sinnesleistungen der Hand? Bemühen wir zur Beantwortung der Frage die Wissenschaft. Die Abbildung Seite 19 zeigt, in welch unterschiedlichem Maß verschiedene Körperabschnitte auf der Hirnrinde (dem motorischen Cortex) repräsentiert sind. Je größer der

Philosophie der Osteopathie

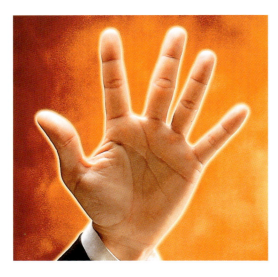

Die Fingerbeere – das perfekte Tastorgan. Auf einem Quadratzentimeter befinden sich zirka hundert verschiedene Druckrezeptoren

Die Hand ist eines der am höchsten entwickelten Organe aller Lebewesen. Sie war die Grundlage der weit reichenden menschlichen Entwicklung.

Bereich ist, der einem Organ auf der Hirnrinde zukommt, desto feinere Wahrnehmungsabstufungen sind möglich.

Ein weiteres Beispiel zeigt die ungeheure Informationsverstärkung im Gehirn. Im Bereich der Fingerbeere befinden sich in einem Areal von einem Quadratzentimeter etwa 100 Druckrezeptoren, die einen Druckreiz aufnehmen. Im Gehirn werden mehrere 10.000 Nervenzellen aktiviert, die diesen Reiz entsprechend verarbeiten. Nur Hand und Mund besitzen so viele Druckrezeptoren. Wir haben Rezeptoren für verschiedene Empfindungen: Berührung, Druck, Spannung, Kitzel, Vibration. Die Fingerbeere kann Eindrucktiefen von 1/100 Millimeter wahrnehmen und zwei gleichzeitig gedrückte Punkte in einem Abstand von weniger als fünf Millimetern tatsächlich als zwei Punkte unterscheiden. Dagegen registriert die Haut am Rücken zwei Punkte, die weniger als vier Zentimeter auseinander liegen, als einen Punkt, da sie weitaus weniger Rezeptoren enthält. Erst ab einem Abstand von etwa vier Zentimetern werden sie als zwei unterschiedliche Punkte erkannt.

Leben ist Bewegung

Bewegung ist wichtig für Ihren Körper. Ein Ausspruch, welcher nahezu in jedem Ratgeber nachgelesen werden kann. Eigentlich nichts Neues. Aber etwas Grundlegendes für die Osteopathie. Irgendwo haben Sie abgespeichert, dass Bewegung wichtig ist für Ihre Gesundheit. Aber kennen Sie wirklich die Zusammenhänge dafür? Wir werden Ihnen den osteopathischen Ansatz erläutern, der da heißt: Leben ist Bewegung.

Das menschliche Leben ist ein Superlativ. Wir bestehen nahezu aus 100 Billionen Zellen (in Zahlen 100.000.000.000.000), jeden Tag werden etwa 500 Milliarden Zellen (500.000.000.000) abgebaut und neue wieder aufgebaut, wofür »Baustoffe« herantransportiert und Abfall-

Weitere osteopathische Grundsätze

stoffe weggeschafft werden müssen. In jeder Sekunde werden mehrere Millionen Zellen erneuert. Dieser Umstand ist so wichtig, dass er wiederholt werden muss: In jeder Sekunde werden mehrere Millionen Zellen ab- und wieder aufgebaut. In jeder Sekunde laufen in jeder einzelnen Zelle mehrere Zehntausende chemischer und physikalischer Reaktionen ab. Unendlich große Zahlen, die sich kaum jemand klar macht. Es gibt noch mehr Beispiele.
Die Schleimhaut des Magen-Darm-Traktes wird ungefähr alle fünf Tage ausgetauscht. Alle vier Wochen sind unsere Hautzellen erneuert. Innerhalb von drei bis vier Monaten sind die Knochenbestandteile erneuert. Diese Liste ließe sich noch seitenlang weiterführen. Einzig die Herz- und Gehirnzellen und die peripheren Nervenzellen bleiben bestehen und werden nicht ausgetauscht.
Unser Körper ist in einzigartiger Weise Bewegungen ausgesetzt, deren feines Zusammenspiel Grundlage unserer Gesundheit ist.

Die Sinnesleistungen von Auge, Nase, Mund und Zunge sind im Bereich des Gehirns im Vergleich zu anderen Körperstrukturen entsprechend ihrer Wichtigkeit überrepräsentiert. Ähnlich wichtig sind Füße und ganz besonders Hände.

Leben ist Rhythmus

Unser Körper befindet sich in ständiger Bewegung. Er erneuert sich bis auf wenige Ausnahmen im Sekunden-, Minuten-, Tages-, Wochen- sowie Monats- und Jahresrhythmus. Wir benötigen die Abwechslung von Aktivität und passiver Entspannung. Dazu kommen Rhythmen, die als Taktgeber des Organismus dienen. Es seien einige genannt:
- Die Nervenaktionen, ablesbar im EMG;
- Die Herzaktionen, ablesbar im EKG;
- Der Hirnrhythmus, ablesbar im EEG;
- Die Atmung und der Puls;
- Der Wach- und Schlafrhythmus;
- Der Eisprungzyklus der Frau;
- Die hormonellen Rhythmen;

- Die Peristaltik (Bewegung zum Weitertransport des Nahrungsbreis) im Magen-Darm-Trakt;
- Nahrungsaufnahme und Ausscheidung;
- Die Zellschwingungen bis hin zu den kleinsten Molekülbewegungen.

Osteopathen betrachten zwei weitere Rhythmen. Den Craniosacralrhythmus (siehe dazu Seite 40), der die Schwingungen der Hirn- und Rückenmarksflüssigkeit beschreibt, und den Rhythmus der inneren Organe, die nicht statisch im Körper aufgehängt sind, sondern um bestimmte Achsen schwingen.

Diese Rhythmen dienen als Informationsübertragung und Informationssammlung. Sie richten den Körper aus, schaffen Ordnung im Organismus. Alle Körperzellen sind durch die unterschiedlichsten Taktgeber miteinander verbunden. Keine Zelle ist isoliert. Der gesunde Körper ist in der Lage, alle Rhythmen miteinander zu koordinieren.

Alle Körperstrukturen unterliegen verschiedenen, gesetzmäßig ablaufenden Rhythmen, die die Grundlage unseres Daseins darstellen

Osteopathische Betrachtungsweise des Körpers

Der Osteopath bedient sich verschiedener Modelle, um die Zusammengehörigkeit der Körperbestandteile zu illustrieren. Über das Bindegewebe sind alle Gewebestrukturen miteinander verbunden (siehe Seite 22). Bestimmte Organe stehen über anatomische Strukturen, wie Faszien, Gefäß-Nerven-Bündel, Muskeln, Sehnen, Bänder usw., fester miteinander in Beziehung als andere. Sie können so genannte Ketten bilden, die als vorbereitete Straßen für die Ausbreitung von Körperstörungen verantwortlich sind. Ihre Kenntnis ist für den Osteopathen von großer Wichtigkeit.

Die Faszien bilden den Kommunikationsweg im Körper

Unabhängig von diesen Verbreitungswegen können sich Gewebestörungen, Fehlspannungen, Ungleichgewichte direkt in das Nachbargewebe fortpflanzen. Die Weitergabe kann von der Oberfläche in die Tiefe, von der Tiefe zur Oberfläche, von oben nach unten, unten nach oben oder auch schräg erfolgen. Kurzum, in allen drei Dimensionen können Gewebestörungen über das Bindegewebe verbreitet werden. Nehmen wir als Beispiel der Arbeitsweise eines Osteopathen aus den verschiedenen Dimensionen das vertikale Schnittmodell des Körpers heraus. Man kann sich den Körper als in viele Schichten unterteilt denken. Der Osteopath untersucht jede Schicht auf Spannungen und Ungleichgewichte. Erhöhte Spannungen einer Schicht lassen sich auch in benachbarten Schichten fühlen. Der Osteopath kann bereits an der Hautoberfläche durch den veränderten Hautkontakt erkennen, was sich in tieferen Schichten abspielt. Werden z. B. bei Rückenschmerzen nur die hinteren Schichten untersucht, entgehen wertvolle Informationen, die in tieferen Schichten enthalten sind und den Ursprung der Beschwerden darstellen könnten. Um der Ganzheitlichkeit des Körpers gerecht zu werden, müssen alle Strukturen in ihrem Zusammenhang mit anderen Geweben beurteilt werden.

Das osteopathische Gelenk

Normalerweise versteht man unter Gelenk eine bewegliche Verbindung zwischen zwei Teilen. Die Schulmedizin beschränkt dies auf die Knochen. Beispiele sind das Schultergelenk, Hüftgelenk oder Kniegelenk. Im Körper haben wir unzählige Gelenke. Und jeder hat schon einmal von Problemen im Bereich der Gelenke gehört. Besonders zu nennen ist der Gelenkverschleiß (Arthrose), der dadurch entsteht, dass sich der Knorpel im Gelenk zurückbildet. Dadurch können sich die beiden Gelenk bildenden Knochenenden nur noch unter sehr großer Reibung und mehr oder weniger großen Schmerzen gegeneinander bewegen. Der Osteopath verwendet den erweiterten Begriff von Gelenk. Alle Strukturen, die aufeinander treffen, werden als Gelenk bezeichnet, da sie sich in irgendeiner Form gegeneinander bewegen. So gibt es neben dem schon bekannten Knochen-Knochen-Gelenk noch das Knochen-Organ-Gelenk (z. B. Schambein-Blase),

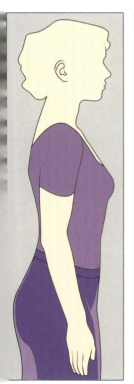
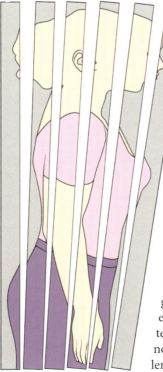

Der Osteopath untersucht den Körper in verschiedenen Schnittebenen. Durch unterschiedliche Druckausübung seiner Hand gelangt er von einer Körperebene zur nächsttiefer gelegenen.

Philosophie der Osteopathie

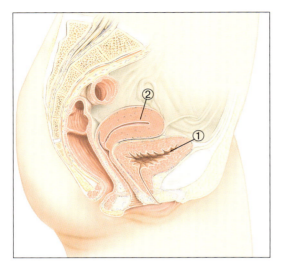

Das Beispiel eines osteopathischen Gelenks ist die unmittelbare Nachbarschaft zwischen Blase (1) und Gebärmutter (2).

Muskel-Organ-Gelenk (z. B. Niere-Hüftbeugemuskel), Organ-Organ-Gelenk (z. B. Niere-Leber). Damit wird wieder die in der Osteopathie so wichtige Rolle der Bewegung aller Körperstrukturen unterstrichen. Die ungestörte Beweglichkeit der einzelnen Strukturen untereinander wird als äußerst wichtig für die Gesundheit erachtet.

Das Bindegewebe – ein BINDE-Gewebe

Jede einzelne Körperstruktur ist von einer Hülle (der Faszie) umgeben, die als das Binde- oder Fasziengewebe bezeichnet wird. Stellen Sie sich das so vor, dass jedes einzelne Organ, wie Leber, Herz, Nieren oder Milz, von einer Folie umhüllt ist. Auch andere Strukturen, an die man nicht gleich denkt, sind mit einer bindegewebigen Haut umgeben, wie jeder Knochen von der Knochenhaut, jeder Muskel von der Muskelfaszie oder jede Sehne von der Sehnenscheide. Auch größere Strukturen, wie der Bauch- oder Brustraum, können nochmals durch Bauch- oder Brustfell umhüllt sein.

Zudem sind, wie der Name schon andeutet, alle Körperstrukturen durch das Bindegewebe miteinander verbunden. Im Bindegewebe finden auch die versorgenden und entsorgenden Systeme, die Gefäße, Lymphbahnen und Nerven, Platz. Würden wir sämtliche Organe mit Ausnahme des Bindegewebes aus einem menschlichen Körper entfernen, bekämen wir ein genaues Abbild des Körpers mit Umformung aller Organstrukturen.

Da alles im Körper mittels Bindegewebe miteinander in Verbin-

Bereits ein kleines Gewicht an einem Betttuch verursacht Spannungsfalten in Richtung des Gewichtes. In gleicher Weise verursachen auf das Bindegewebe einwirkende Spannungen Gewebsfalten, die ein Ungleichgewicht im Körper schaffen und Körperfunktionen behindern können.

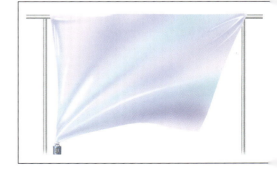

dung steht, stellt es den Kommunikationsweg im Körper dar. Dadurch können sich einerseits Beeinträchtigungen z. B. am Fuß auf den Kopf auswirken, und andererseits kann eine Behandlung am Fuß Kopfweh beheben. Über den Weg der Faszien, die in jeden Winkel im Körper vordringen, können Sie jede beliebige Stelle erreichen.

Ein osteopathischer Ausflug ins Reich der Niere

Lassen Sie uns eine Reise machen. Es wird Ihnen anschließend leichter fallen, Körperfunktionen aus der Sicht eines Osteopathen zu betrachten und das Denken eines Osteopathen zu verstehen.
Stellen Sie sich vor, Sie sind eine Niere. Was wäre Ihre Aufgabe? Sie müssten den Flüssigkeitshaushalt im Körper regulieren. Bei großem Flüssigkeitsangebot würden Sie viel Harn produzieren, bei geringem Angebot dem Körper Wasser sparen und einen sehr konzentrierten und wenig mit Wasser verdünnten Harn (intensive Gelbfärbung) ausscheiden. Des Weiteren müssten Sie das so genannte Ionenmilieu, die Konzentrationen von Natrium, Kalium, Kalzium, Magnesium, Chlor usw., konstant halten und für die Ausscheidung von Stoffwechselprodukten (verbrauchten Eiweißen, Harnstoff, Harnsäure, Kreatinin, Phosphat usw.) sorgen.

Neue Erkenntnisse zum Bindegewebe

Das Bindegewebe wurde in der Vergangenheit mit Ausnahme der Stütz- und Füllfunktion als Gewebe ohne weitere spezifische Funktion abgetan. Die neuere Forschung zeigt aber, dass gerade dem Bindegewebe als Mittler aller Gewebe eine überragende Stellung als Melde- und Regulationsgewebe zukommt. Halten wir uns noch einmal vor Augen, dass jede einzelne Zelle im Körper von Bindegewebe umgeben ist. Kein Nährstoff, kein Sauerstoffmolekül, kein Schlackenstoff, kein Hormon oder Enzym kommt an einer Passage durch das Bindegewebe vorbei. Auf Grund der chemischen Zusammensetzung des Bindegewebes lassen sich über Botenstoffe oder Veränderung der chemischen Zusammensetzung Informationen mit weit entfernt liegenden Regulationszentren austauschen. Auf mechanische Beanspruchung reagiert das Bindegewebe visko-elastisch, das heißt verschiedene Zustände von flüssig bis fest, verkürzend oder dehnend können eingenommen werden. Zug, Druck oder Torsion (Verdrehung) werden vom Bindegewebe in elektromagnetische Phänomene (Piezoelektrizität) umgewandelt, die wiederum die übergeordnete Körperregulation beeinflussen können. Osteopathen sehen das Bindegewebe als eines der Schlüsselgewebe für Diagnostik und Therapie.

Philosophie der Osteopathie

Wir werden Ihnen einige Zahlen nennen, die Sie als Niere erbringen müssten, und diese Zahlen werden Sie sicher erstaunen.

- Mit jedem Atemzug bewegt sich die Niere auf und ab und wandert so drei Zentimeter, bei durchschnittlich 15 Atemzügen pro Minute sind das etwa 600 Meter pro Tag.
- Die Nieren durchströmen pro Tag 1500 Liter Blut, davon werden 150 Liter Primärharn (durch Aussiebung zur Ausscheidung geeigneter Stoffe) gebildet, von diesen 150 Litern werden nach weiteren Aussiebungen letztendlich etwa 1,5 Liter Harn ausgeschieden. Ungeheure Leistungen also, die diese beiden kleinen Organe erbringen müssen. Was wäre nun Ihre Forderung als »Niere« an den Körper, da Sie doch enorme Mengen an Energie für Ihre vielfältigen Aufgaben aufbringen müssen? Sicherlich, dass Ihre Gefäß- und Nervenversorgung und Ihre Beweglichkeit gegenüber anderen Körperstrukturen im wahrsten Sinne des Wortes reibungslos funktionieren. Die Niere, wie alle Körperstrukturen überhaupt, braucht eine freie und ungehinderte Beweglichkeit, um optimal zu funktionieren. Aus diesem Grund sind die Nieren lediglich mit den Nierenarterien und -venen an die große Bauchschlagader und die große Bauchvene angehängt und schwingen ansonsten frei. Ebenso sind die Kapseln um die Nieren großzügig angelegt und lediglich mit dem so genannten Speicherfett angereichert und abgepolstert. Eine geringe Reibung mit umliegenden Strukturen bedeutet also einen möglichst geringen Energieverbrauch und ungehinderte Konzentration auf die eigentlichen Aufgaben.

Überlegen wir uns, wie die Niere gestört werden könnte. Sie liegt mit ihrer Kapsel einem wichtigen Muskel auf, dem Hüftbeugemuskel (*Musculus psoas*). Bei Becken- oder Wirbelsäulenproblemen reagiert dieser immer mit einer vermehrten Anspannung (Hypertonus). Dauert diese Anspannung länger, kann sie den Gleitmechanismus der Niere auf dem Hüftbeugemuskel beeinträchtigen. Da Spannungsverhältnisse auch auf

Die ungehinderte Gleitfähigkeit der Niere ist eine unabdingbare Voraussetzung für deren volle Leistungsfähigkeit

Die Niere (1) »reitet« auf dem Hüftbeugemuskel (2). Organ und Muskel beeinflussen sich gegenseitig.

andere Strukturen übergeleitet werden, wird möglicherweise auch die Nierenkapsel und später eventuell auch Teile der Niere selbst in die vermehrte Spannung mit einbezogen. Die Niere muss mehr Energie zur Aufrechterhaltung ihrer Beweglichkeit investieren, je nach Schwere wird ihre eigentliche Funktion daher beeinträchtigt. Selbst wenn sich nach einiger Zeit das Becken- oder Wirbelsäulenproblem auflösen sollte, kann eine Funktionsstörung der Niere in Form einer Minderbeweglichkeit zurückbleiben. Und diese kann ihrerseits immer wieder das Becken- oder Wirbelsäulenproblem reaktivieren. Und keiner kann Ihnen erklären, warum Ihre Schmerzen immer wieder kommen – bis Sie auf einen Osteopathen treffen, der das Problem im Bereich der Niere angeht und Ihre Beschwerden beseitigt.

Herausgegriffen haben wir nur ein Problem, die Nieren besitzen weitere komplexe Verbindungen zu anderen Organen, die wir an dieser Stelle aber nicht vertiefen wollen.

> Eine gestörte Gleitfähigkeit der Niere kann sich unter anderem in Rücken- oder Knieschmerzen äußern

Wirkungsweise der Osteopathie

Abbau von Barrieren

Der Osteopath ist kein »Heiler«, der die Probleme im Körper sekundenschnell auflöst. Um den Osteopathen und seine Arbeit richtig zu verstehen, müssen wir mit dem Bild der »Barrieren« arbeiten. Leben ist Bewegung, alles ist im Fluss. Verfolgen wir das Bild des Flusses weiter. Bilden sich im Flussbett Barrieren in Form von Steinen oder Ähnlichem, entstehen Strudel, die einen Teil der Energie wegnehmen. Im menschlichen Körper sollte alles ohne Barrieren fließen, nur das garantiert einen ungestörten Fluss. Und eine ungestörte Schwingung der verschiedenen Rhythmen.

Der Osteopath ist in der Lage, Barrieren aufzuspüren, diese zu beseitigen und die normale Gewebebeweglichkeit wieder herzustellen.
Es gibt sicherlich mehrere Barrieren im Körper, die vom Osteopathen Barriere 1. Ordnung, 2. Ordnung, 3. Ordnung usw. genannt werden. Als Barriere 1. Ordnung bezeichnet man das Ursprungsproblem, das heißt die Störung, die zeitlich gesehen zuerst aufgetreten ist. Im Anschluss an das Ursprungsproblem kann sich eine weitere Störung entwickeln, die Barriere 2. Ordnung. Daraus ist wiederum die Entwicklung einer neuen Störung möglich.

Philosophie der Osteopathie

In unserem Nierenbeispiel kann die Niere eine Störung 1. Ordnung entwickeln, also die Ursprungsstörung darstellen. In weiterer Folge kann sich der Hüftbeugemuskel anspannen (Störung 2. Ordnung), eine Beckenfehlstellung (Störung 3. Ordnung) verursachen und schließlich zu einer Fehlanspannung der Rückenmuskulatur (Störung 4. Ordnung) führen. Nur der Rückenschmerz als Barriere 4. Ordnung wird dem Patienten bewusst. Der Osteopath muss sich aber den entscheidenden Barrieren 1. Ordnung zuwenden, nach deren Beseitigung kann sich der Körper neu ausrichten.

In der Regel ist die wichtigste Barriere die Störung 1. Ordnung. Abhängig vom Einzelfall müssen alle oder nur wenige Barrieren behandelt werden, unter Umständen reicht die Therapie einer Schlüsselbarriere aus, um die Selbstheilungskräfte kaskadenartig anzustoßen. Was passiert mit den weiteren Barrieren?

Kommen wir zum Bild der Fußballmannschaft. Als Manager einer leistungsgeschwächten Mannschaft können Sie nie alle Mitglieder auswechseln. Also werden Sie die Mannschaft an einigen Schlüsselpositionen verändern. Dadurch kommt es zu einer Neuausrichtung der gesamten Crew, die jetzt wie »ausgewechselt« spielt und als Team plötzlich eine optimale Leistung erbringt.

Ähnlich wird der Osteopath im Körper an Schlüsselpositionen Korrekturen vornehmen, entscheidende Barrieren entfernen. Dadurch wird

Steine in einem Flussbett kann man mit Barrieren im Bereich der Körperflüssigkeiten gleichsetzen: Sie bedeuten ein Hindernis im Fluss der Körpersäfte. Werden die Barrieren im Körper abgebaut, können die Körperflüssigkeiten wieder ungehindert fließen.

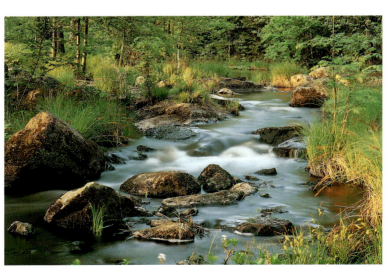

Wirkungsweise der Osteopathie

der Körper befähigt, sich selber neu auszurichten, das Körpergleichgewicht wieder herzustellen, die Selbstheilungskräfte wirken zu lassen.

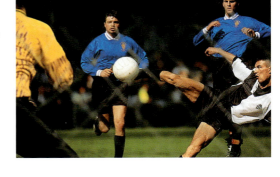

Energieimpulse setzen

An richtiger Stelle angestoßene Dominosteine können selbsttätig ablaufende Kaskaden auslösen. Wichtig für diesen Fortgang ist das Einbringen von Energie an entscheidender Stelle. Das System der Dominosteine läuft dann ohne weiteres Zutun ab.
Was heißt das für unseren Körper? Beseitigung von Barrieren an richtiger Stelle und das Einbringen von Energien an Schlüsselstellen versetzt den Körper in die Lage, kaskadenartig selbsttätige Eigenregulationen und selbstständige Ausbalancierungen in Gang zu setzen.

> Der Osteopath vermag an richtiger Stelle Energieimpulse zu setzen, die die Selbstheilungskräfte wie Dominosteine kaskadenartig in Gang setzen

> Eine erfolgreiche Fußballmannschaft besteht aus einzelnen, optimal in das Team integrierten Spielern. Auch der Körper kann nur optimal funktionieren, wenn alle Organe harmonieren.

Die Funktion wieder herstellen

Wir stellen noch einmal heraus: Der Osteopath verfügt über genaue Kenntnisse in Anatomie, Physiologie und Biochemie – kurzum, er kennt die wissenschaftlichen Grundlagen der Körperfunktion. Mit seinen trainierten Händen, seinem geschulten Blick und seinen intuitiven Fähigkeiten vermag er das bestehende Problem schnell einzukreisen. Im Unterschied zu anderen Therapeuten wird er aber nicht direkt in die Funktion des Körpers eingreifen. Stellen Sie sich den Körper als gigantisches Räderwerk vor. Es gibt alle Größen von Zahnrädern. Alle greifen ineinander und arbeiten zusammen. Das noch so kleinste Zahnrädchen ist wichtig. Ist ein Zahnrad in seiner Bewegung behindert, so kann das mehr oder weniger große Auswirkungen auf den gesamten Zahnradmechanismus haben. Auch können weitere Zahnräder in ihrer Funktion eingeschränkt werden.
Der Osteopath findet das funktionsbehindernde Zahnrad, macht es wieder beweglich, indem er es im übertragenen Sinn von Rost und Staub befreit und schmiert.
Der Osteopath führt eine Wartung wie ein Techniker oder Monteur aus. Er tauscht aber keine geschädigten Teile aus, sondern verbessert

Philosophie der Osteopathie

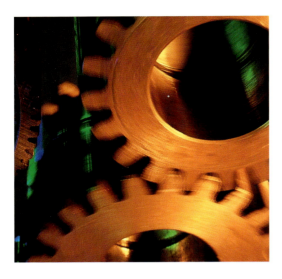

Jedes Organ im Körper ist als Zahnrad zu sehen. Funktioniert nur ein Zahnrad im Räderwerk des Körpers nicht, können auch weiter entfernte Zahnräder in ihrer Funktion beeinträchtigt werden.

die Funktion oder stellt sie wieder her. Wäre ein Teil dermaßen geschädigt, dass es ausgetauscht werden muss, käme in unserem Beispiel ein Chirurg zum Zuge.

Flüssigkeitsströme im Körper regulieren

Panta rhei: Alles fließt. Das ist der Ausspruch des altgriechischen Philosophen Heraklit, der damit ein Lebensprinzip beschreibt, das auch auf den Körper uneingeschränkt anzuwenden ist.

Für den Osteopathen ist der freie Fluss der Körperflüssigkeiten für die Gesundheit elementar. Um ihn zu gewährleisten, bringt er das Gewebe wieder ins Gleichgewicht, entfernt Blockaden und Barrieren. Die Flüssigkeitsströme in den Blutgefäßen und Lymphbahnen können wieder ungehindert fließen, Nervenbahnen und Immunsystem wieder ohne Einschränkungen funktionieren. Der Fluss des Lebens, befreit von Hindernissen und Barrieren, kann erneut mit voller Kraft wirken und sich voll und ganz auf die Gesundheit des Menschen konzentrieren.

Gesundheit und Krankheit aus Sicht der Osteopathie

Die Weltgesundheitsorganisation (WHO) beschreibt Gesundheit als »das leibliche, seelische und soziale Wohlbefinden des Menschen«. Dies ist sicherlich erstaunlich, wird doch den subjektiven Eindrücken ein großer Stellenwert zugeordnet, während die Schulmedizin mehr auf objektive Befunde Wert legt, die sich mit Geräten messen lassen.

Der menschliche Körper ist als »offenes biologisches System« einer Vielzahl von möglichen Störfaktoren ausgesetzt. Wie beschrieben, erhält sich unser Körper ein fein justiertes Gleichgewicht aus Bewegung, Erneuerung und Rhythmus. Im Darm, der zu 80 Prozent für unser Immunsystem zuständig ist, gibt es Milliarden von Helfern: Bakterien, die

Gesundheit und Krankheit aus Sicht der Osteopathie

helfen, unsere Nahrung zu verwerten. Können Sie sich vorstellen, welche Harmonie im Körper vorhanden sein muss, um Millionen von Störgrößen abwehren zu können. Um diese Leistung zu erbringen, muss sich der Körper in einem perfekten Zustand befinden.

So gesehen, ist der Status Gesundheit unwahrscheinlicher, er muss zu seinem Erhalt mehr Energie aufwenden als der Status Krankheit. Um Gesundheit zu bewahren, existieren im Körper hoch komplizierte Regelkreisläufe, in denen Korrekturmaßnahmen durchgeführt werden. Ein Naturgesetz besagt, dass der Körper mit seinen Selbstheilungskräften und Eigenkorrekturmaßnahmen immer versucht, den Zustand bester Gesundheit zu erreichen. Ist der Mensch krank, dann hilft die osteopathische Behandlung dem Körper, diese Korrekturen auszuführen.

Der Status Gesundheit hängt jeweils vom Individuum ab und muss jede Sekunde aufs Neue verteidigt werden. Jeder Mensch hat es in der Hand, seine Körperbewegungen und Körperrhythmen zu unterstützen oder seinen Körper durch schädigende Lebensweisen noch zusätzlich zu belasten. Die Physik hat mit ihren Erkenntnissen wesentlich zur Entwicklung neuer Modellvorstellungen von Körperfunktionen beigetragen. Mit Hilfe von Quantenphysik, Molekularphysik, Kybernetik oder Chaosforschung konnte gezeigt werden, dass Kraftfelder, elektromagnetische Schwingungen, Photonenstrahlungen usw. Körperprozesse lenken und der Körper als Ganzes ein gigantisches Informationssystem ist. Materie, also unsere Gewebestrukturen, stellen nichts anderes als Energiefelder dar. Eine

Der Körper besitzt ein fein verzweigtes Ästelwerk von Kapillaren, die jede einzelne Körperzelle mit Nährstoffen versorgen und verbrauchte Substanzen abtransportieren.

Ungehindert wie ein Wasserfall sollten auch die Körperflüssigkeiten fließen können.

Arterie — Kapillaren — Vene

Philosophie der Osteopathie

Der Körper muss wie ein Mobile in der Lage sein, sich perfekt auszubalancieren.

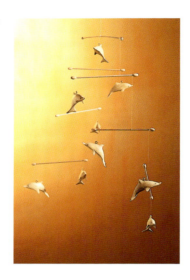

isolierte kranke Zelle gibt es nicht, immer ist der ganze Organismus beteiligt, der als Ganzes Gegenmaßnahmen ergreift. Was das mit Osteopathie zu tun hat? Osteopathische Grundsätze sehen aus der Erfahrung und Intuition heraus den Menschen als Flüssigkeits- und Energiekörper, der wieder dahin gebracht werden soll, dass Selbstordnung, Regulation und Selbstheilung funktionieren können.

Der Körper in der Balance

Stellen Sie sich den Körper als fein reguliertes Mobile vor. Das Mobile ist ein System, das weder völlige Stabilität noch Labilität aufweist. Es ist dynamischen Kräften ausgesetzt und bringt sich, wenn die Gleichgewichtslage stimmt, immer wieder in die Balance. Es steht im Gleichgewicht mit den das Mobile bildenden Strukturen und den von außen angreifenden Kräften, am Besten symbolisiert durch den Wind. Durch gewisse Ereignisse geschwächt, kann das System an bestimmten Stellen mit seinen Selbstregulationskräften überfordert werden und verliert seine Balance oder bricht an diesen Stellen zusammen. Bei völligem Versagen (Dekompensation) der sich vorher im Gleichgewicht befindlichen Strukturen kann das ganze System zusammenbrechen.

Osteopathie und Schulmedizin

Trotz immer besserer Diagnosemöglichkeiten, immer teurerer und ausgefeilterer Gerätschaften wenden sich die Patienten verstärkt den alternativen Heilverfahren zu. Dabei besitzen wir gerade in Deutschland einen medizinischen Standard, der kaum zu übertreffen ist. Millionen von Patienten kann mit modernen Therapieverfahren entscheidend geholfen werden. Die Schulmedizin ist inzwischen auf Grund der unglaublichen Wissensmehrung so komplex geworden, dass es Spezialisten sogar innerhalb von Facharztgruppen gibt. Vom schulmedizinischen Standpunkt aus ist diese Unterteilung sinnvoll, hat die Medizin doch ein so ungeheures Spezialwissen angehäuft, dass ein Einzelner kaum mehrere Bereiche überblicken kann.

Aber genau hier liegt auch die Schwäche. Das der Natur zu Grunde liegende Prinzip der Ganzheitlichkeit wird verletzt. Der Fortschrittsglaube der Schulmedizin liegt im Detail, ganzheitliche Prinzipien werden im Gegensatz zur Osteopathie nicht oder kaum verfolgt. Symptomatisch dafür ist die Zunahme von chronischen Erkrankungen, Befindlichkeitsstörungen und Schmerzen, deren Ursache selbst mit modernsten Diagnoseverfahren meist nicht gefunden werden kann.

Der Osteopath – kein Wunderheiler

Trotz aller Erfolge der Osteopathie muss herausgestellt werden, dass der Osteopath sich nicht als Wunderheiler versteht und auch kein Wunderheiler ist. Eine komplette Ausheilung kann man nur sicherstellen, wenn die Körperstrukturen noch nicht einer Veränderung oder Zerstörung unterliegen, die eine Selbstheilung oder Regeneration ausschließen. Die Grenzen des Osteopathen liegen innerhalb der Grenzen der Selbstregulation des Körpers. Dies gilt sowohl für den Körper als auch für den Geist und die Seele.

Unterschiede zwischen Schulmedizin und Osteopathie

Die Tabelle soll die unterschiedlichen Ansatzpunkte aufzeigen. Die osteopathischen Grundsätze gelten auch für andere komplementäre Verfahren, wie Akupunktur oder Homöopathie.

	SCHULMEDIZIN	**OSTEOPATHIE**
KONZENTRIERT SICH AUF	**KRANKHEIT**	**GESUNDHEIT**
THERAPIE-ANSATZ	Bekämpfung der Krankheit, Kampf gegen Symptome, Heilung von außen	Aktivierung der Selbstheilungskräfte, Stärken der Selbstregulation, Heilung von innen
BEURTEILUNG	Schädigung der Zelle, krank machende Eindringlinge	Verlust der Eigenregulationsfähigkeit des Körpers
DER KÖRPER ALS UNTERNEHMEN	Ausschalten von Faktoren, die das Unternehmen schädigen	Stärkung des Unternehmens

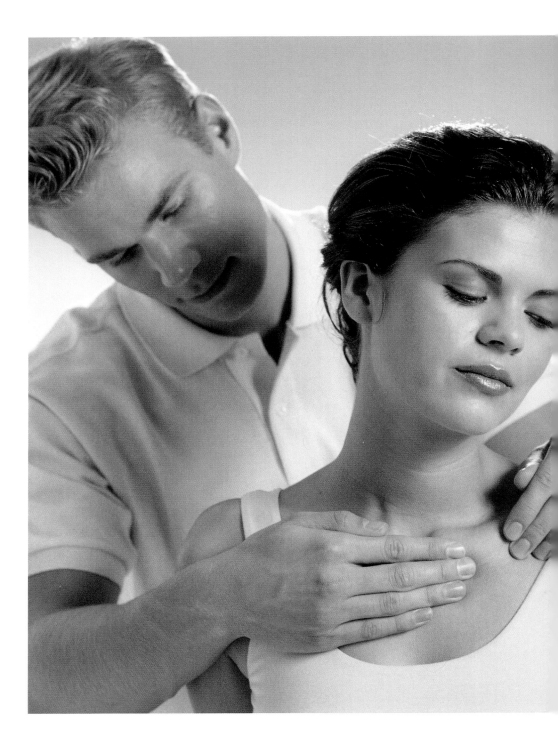

Der Besuch beim Osteopathen

Der Besuch bei Ihrem Osteopathen unterscheidet sich auf den ersten Blick kaum von einem herkömmlichen Arztbesuch – und doch gibt es viele Unterschiede im Vorgehen. Der Osteopath wird sich intensiv mit Ihrer Vorgeschichte auseinander setzen. Er wird Ihren gesamten Körper unabhängig von Ihrem eigentlichen Schmerzproblem intensiv untersuchen. Und er wird unter Umständen Körperareale behandeln, die mit Ihrem Schmerzproblem vordergründig nicht in Zusammenhang stehen. Diese Körperareale können aber den Schlüssel zur Schmerzbeseitigung darstellen.

Ihre Befragung

Der Osteopath interessiert sich auch für »banale« Ereignisse wie zurückliegende Stürze, Verletzungen, Narben oder Infekte

Der Osteopath wird, um Ihrem Problem auf die Spur zu kommen, komplexe Fragen an Sie richten. Er wird sich intensiv mit Ihrer Vorgeschichte auseinander setzen und auf besondere Ereignisse in Ihrer Krankenvorgeschichte achten. Für Sie unwichtige Stürze, Verletzungen, Operationen, Narben, Infekte usw. können das besondere Interesse des Osteopathen erwecken.

Der osteopathische Fragebogen

Viele Osteopathen haben einen Fragebogen ausgearbeitet, der zielgerichtet Ihre Beschwerden und Vorerkrankungen einkreisen soll. So wird sichergestellt, dass alle wichtigen Daten gesammelt werden. Sie können die Dinge aus Ihrer persönlichen Sicht darstellen – ohne eine direkte Intervention des Therapeuten zu diesem Zeitpunkt.
Ein möglicher Fragenkatalog ist in verkürzter Form auf Seite 88 angegeben.
Darüber hinaus kann Ihnen Ihr Osteopath nach der ersten Untersuchung weitere Fragebögen überreichen, die Sie möglicherweise auch zu Hause ausfüllen werden. Diese Fragebögen können persönliche Lebensumstände, Stressfaktoren, Arbeitsplatzbedingungen, Ernährungsgewohnheiten und Bewegungsaktivitäten ansprechen.
Ob ein Osteopath tatsächlich mit Fragebögen arbeitet, hängt von seinem persönlichen Arbeitsstil ab.

Der Dialog – die Einkreisung des Problems

Beim Durchlesen wird Ihnen aufgefallen sein, dass dieser Fragebogen einige ungewöhnliche Fragen enthält, die mit Ihren unmittelbaren Beschwerden nichts zu tun haben. Auch im Dialog mit dem Therapeuten werden einige für Sie unwichtige oder schon vergessene Vorkommnisse aus Ihrer Vergangenheit erörtert werden. Was unterscheidet die osteopathische Befragung und Untersuchung von einer schulmedizinischen Erhebung? Im Fragebogen zeigt sich, dass viele Fragen auch Schulmediziner stellen könnten.

Der Dialog – die Einkreisung des Problems

Natürlich, denn die Basis sowohl von Schulmedizin als auch Osteopathie ist die Medizin. Die zum Teil erheblichen Unterschiede liegen in den Akzenten.
● Für den Osteopathen können Vorgänge der Vergangenheit bis hin zur Geburt, banale Umknicktraumen, längst vergessene Stürze, abgeschlossene Operationen, Narben, abgelaufene Entzündungen usw. überaus wichtige Informationen für das aktuelle Problem liefern. Daher wird er im Besonderen solche Ereignisse der Vergangenheit ansprechen.
● Weiterhin wird Ihnen auffallen, dass internistische, orthopädische, urologische, gynäkologische und andere Fragen gestellt werden. Der Osteopath denkt nicht in Fachgebieten, sondern ganzheitlich übergreifend. Denn jedes noch so kleine, nicht richtig funktionierende Zahnrad kann weit entfernte große Zahnräder in ihrer Funktion beeinträchtigen.

Ein lang zurückliegendes, ehemals internistisches Problem kann Jahre später wieder als orthopädisches Problem auftauchen. Insofern gibt es für den Osteopathen keine fachspezifische Unterteilung des Körpers. Im Folgenden sollen zwei Beispiele das osteopathische Denken verdeutlichen.

Zusammenhang zwischen Kopfschmerz und Gebärmutter

Eine Patientin kommt auf Grund von Kopfschmerzen zum Osteopathen. Bei der Untersuchung des Kopfes wird der Osteopath feststellen, dass die Füllphase des Schädels mit Gehirnflüssigkeit weniger stark ausgeprägt ist als die Entleerungsphase. (Auf diese Begriffe gehen wir auf Seite 41 näher ein.) Die Untersuchung kann erbringen, dass ein stärkerer Zug auf der harten Hirnhaut lastet, die neben dem Gehirn auch das Rückenmark umhüllt und ihren Ausgang von der Kreuzbeinplatte (*Os sacrum*) am unteren Ende der Wirbelsäule nimmt. Dieser Zug kann das

Der Osteopath wird sich vor der eigentlichen Untersuchung eingehend mit Ihrer Krankenvorgeschichte auseinander setzen.

Der Osteopath beschränkt sich nicht auf spezielle medizinische Fachgebiete, sondern wird sich mit internistischen, orthopädischen, gynäkologischen, neurologischen usw. Problemen in Gegenwart und Vergangenheit beschäftigen

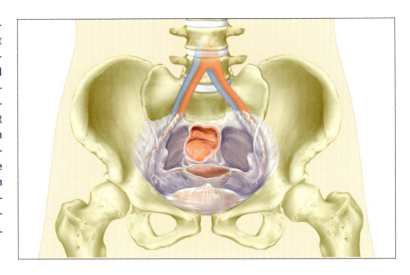

Die Gebärmutter ist über Bänder und Bindegewebsplatten mit zahlreichen anderen Organen wie auch den Beckenknochen verbunden.

normale Gewebegleichgewicht in eine Fehlbalance bringen. Die Kreuzbeinplatte wiederum ist als unteres Ende der Wirbelsäule über Bänder mit der Gebärmutter verbunden. Hat der Osteopath jetzt über den Fragebogen oder aus dem Gespräch heraus erfahren, dass die Patientin sich beispielsweise einer gynäkologischen Operation unterzogen hat, schließt sich der Kreis. In diesem Fall könnte sich eine Funktionsstörung zwischen Gebärmutter, Kreuz-Darmbeingelenk (Iliosakralgelenk) und nervalem System über eine Kettenreaktion entwickelt haben, was letztendlich zu den Kopfschmerzen führte.
Ein ähnliches Beschwerdebild kann auch durch eine Entzündung, einen Sturz mit Verschiebung der Beckenstrukturen oder durch eine Lageanomalie, etwa der Gebärmutter, ausgelöst werden.

Zusammenhang zwischen Kopfschmerz und Umknickverletzung

Ein Patient kommt auf Grund von Kopfschmerzen zum Osteopathen. Der Osteopath stellt fest, dass der Patient vor einiger Zeit eine so genannte banale Umknickverletzung des Fußes hatte. Wenn nicht eine Kapsel-Band-Verletzung vorliegt, heilen diese Verstauchungen relativ schnell wieder aus. Auch wenn Sie innerhalb von kurzer Zeit keine Beschwerden mehr verspüren, kann trotzdem eine osteopathische Lä-

Der Dialog – die Einkreisung des Problems

sion als Folge einer gestörten Körpermechanik zurückbleiben. Im osteopathischen Sinn wird durch das Umknicken das außen gelegene Wadenbein nach unten gezogen. Findet der Körper nicht von selber ins Gleichgewicht zurück, kann das Wadenbein nach unten fixiert bleiben und einen feinen, aber permanenten Zug an der hinten am Oberschenkel gelegenen Knie-Beugemuskulatur auslösen. Und zwar über Monate bis Jahre. Diese Muskeln entspringen am Sitzbeinhöcker des Beckens, dadurch wird die betroffene Beckenseite zwangsläufig auch nach unten gezogen. Dies kann im Lauf von Wochen und Monaten zu einer Blockierung des Kreuz-Darmbeingelenks führen.

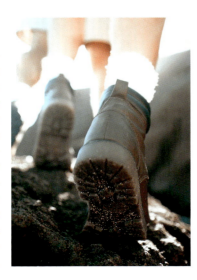

Umknickverletzungen können noch nach Monaten oder Jahren zu Störungen in der Körperfunktion, z. B. im Bereich des Rückens oder Kopfes, führen.

Nach allem, was Sie bis jetzt erfahren haben, können Sie sich sicher vorstellen, dass diese banale Umknickverletzung nach weiteren Wochen, Monaten oder Jahren auch zu Rücken- oder Kopfschmerzen führen kann.
Nehmen wir an, der Patient ist zusätzlich Stressfaktoren ausgesetzt, bewegt sich wenig, ernährt sich schlecht. Kurzum, die Selbstheilungskräfte des Körpers sind überfordert. Die Beckenfehlstellung kann die Wirbelsäulenmechanik verändern. Der Tonus der Muskulatur, die Spannung der Bindegewebszüge verändert sich. In weiterer Folge können sich Kreuzschmerzen, schließlich Kopfschmerzen entwickeln. Welcher Patient denkt bei vorherrschenden Kopfschmerzen noch an sein altes, in seinen Augen längst ausgeheiltes Umknicktrauma? Der Osteopath, der in Ereignisketten denkt, wird nach solchen Zusammenhängen forschen und bei seiner Untersuchung ungleichgewichtige Gewebezüge feststellen, die schnell eine mögliche alte Verletzung zu Tage treten lassen.
Jetzt wird es Ihnen nicht mehr unlogisch erscheinen, wenn der Osteopath Ihren Fuß behandelt und die Wirbelsäule mobilisiert, obwohl Sie auf Grund von Kopfschmerzen seine Praxis aufgesucht haben.

Der Osteopath denkt in Ereignisketten, infolgederer die Behandlung des Fußes eine Kopfschmerzsymptomatik beseitigen kann

Ihre Untersuchung und Behandlung

Der Osteopath wird Ihren ganzen Körper einer genauen Betrachtung unterziehen, vom Scheitel bis zur Fußsohle. Dazu wird er Sie bitten, sich bis auf die Unterwäsche frei zu machen, sofern keine Einwände von Ihrer Seite aus bestehen. Er wird Ihren Körper von hinten, vorn und von der Seite beurteilen, die Stellung bestimmter Körperteile zueinander betrachten, die Haltung, den Stand und Gang einer Analyse unterziehen. Nach der Untersuchung im Stehen und Sitzen wird er im Liegen einzelne Gewebeabschnitte und Schichten betrachten und auf Gewebegleichgewicht, Ausgewogenheit, Spannungsverhältnisse, Muskelzusammenspiel und Flüssigkeitsstrom achten. Er wird die drei folgenden osteopathischen Systeme nacheinander untersuchen.

Die drei osteopathischen Systeme

Der Osteopath unterscheidet drei unterschiedliche Systeme, die drei anatomischen Teilbereichen entsprechen: das parietale, das craniosacrale und das viszerale System. Obwohl alle Teile untrennbar miteinander verbunden sind, können bestimmte Bereiche als zusammengehörig angesehen werden. Bei einem Auto z. B. lässt sich die Karosserie von Motor und Elektrik sowie Innenraumausstattung mit den Steuerungselementen abgrenzen. Mit dem Auto fortbewegen kann man sich aber nur, wenn alle Teile miteinander funktionieren.

Der Osteopath betreibt eine Art Filterprozess und beurteilt die drei Systeme hinsichtlich möglicher Fehlfunktionen. Er wird versuchen, die Ursprungsstörung, die

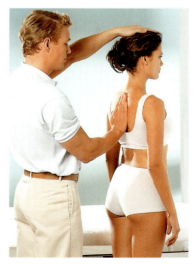

Der Osteopath untersucht den Körper des Patienten auf Ungleichgewichte im Bereich der Bindegewebszüge.

Die drei osteopathischen Systeme

man als Fehlfunktion 1. Ordnung bezeichnet, zu identifizieren. Die Ursprungsstörung kann weitere Fehlfunktionen im Körper nach sich ziehen, die Fehlfunktionen 2., 3., 4. Ordnung usw. Nachdem er sich einen Überblick über die Funktionsweise des Körpers verschafft hat, wird der Osteopath immer feiner jene Gewebestrukturen unter die Lupe nehmen, die eine Störung aufweisen. Hat er bei der Ganzkörperbetrachtung beispielsweise eine Störung im rechten Oberbauch festgestellt, wird er eine genaue Untersuchung aller Strukturen dieser Region anschließen, um die Störung 1. Ordnung zu finden. Das Aufleuchten der Bremswarnleuchte in unserem Autobeispiel, das unser Symptom darstellt und einer Funktionsstörung 2. Ordnung entspricht, wird nicht zum Auswechseln der Warnleuchte führen. Sinnvoll ist die Suche nach der Ursache, also der Störung 1. Ordnung, die sich im Bremssystem der vier Räder, den Bremsleitungen oder anderen zugehörigen Teilen verbergen kann. Eine Struktur, die unsere drei anatomischen Systeme miteinander verbindet, sind die bereits angesprochenen, überaus wichtigen bindegewebigen Fasziensysteme (siehe Seite 22). Über die Fasziensysteme kann eine Störung in alle anatomischen Teilbereiche getragen werden.

Das parietale System

Parietal leitet sich vom lateinischen Wort »paries« (= die Wand) her und bezeichnet das Stützsystem im Körper. Die Wand ist ein schönes Beispiel einer Stütze. Zum Stützsystem zählen Knochen, Muskeln mit ihren bindegewebigen Hüllen, Gelenke, Sehnen und Bänder. Das parietale System stellt das Gerüst unseres Körpers dar, sorgt für Stabilität und Fortbewegung. Es muss kräftig und elastisch ge-

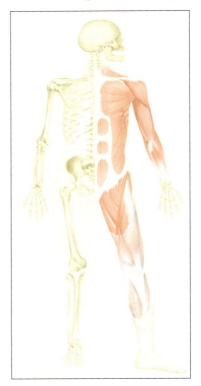

Das parietale System beinhaltet Knochen, Muskeln, bindegewebige Hüllen, Gelenke, Sehnen und Bänder.

nug sein, um seine Funktion optimal ausführen zu können. Das Selbstbehandlungsprogramm (siehe Seite 61) legt deswegen einen besonderen Wert auf die Stabilität und Mobilität des Körpers.

Dr. Still begann mit seiner Behandlungsmethode im parietalen System, seine Schüler und nachfolgende Generationen von Osteopathen fügten dem parietalen System die viszerale und craniosacrale Therapie hinzu. Die Knochen mit ihren Weichteilgeweben erweckten Dr. Stills Leidenschaft und bildeten die Basis der osteopathischen Philosophie. Knochenfehlstellungen waren ihm ein Hinweis auf Ungleichgewichte im Muskelgewebe, Bindegewebe, an Sehnen, Gelenkkapseln und Bandverbindungen. Flüssigkeitsstauungen und Fehlverteilungen können Gewebespannungen und Knochenfehlstellungen hervorrufen oder dadurch hervorgerufen werden.

Störungen im parietalen System können mit einer Vielzahl von Techniken, die das jeweils gestörte Gewebe gezielt ansprechen, beseitigt werden. Auf der parietalen Behandlungsebene arbeiten auch Chirotherapeuten, Chiropraktiker und Krankengymnasten, allerdings mit unterschiedlichen Techniken.

Das parietale System stellte den Ausgangspunkt der osteopathischen Therapie dar

Das craniosacrale System

Zum craniosacralen System (lateinisch »cranium« ist der Schädel, lateinisch »os sacrum« ist der heilige Knochen, das Kreuzbein) gehören Schädel, das zentrale und periphere Nervensystem mit Gehirn, Rückenmark und Nerven, die Hirn- und Rückenmarksflüssigkeit einschließlich der zugehörigen Bindegewebshäute und das Kreuzbein. Die craniosacrale Technik wurde von Dr. Sutherland (1873–1954), einem Schüler von Dr. Still, in den Jahren 1930 bis 1940 entwickelt und hat auf Grund ihrer Therapieerfolge eine solche Bedeutung erlangt, dass sich mit der Zeit rein auf diese Behandlung ausgerichtete Craniosacraltherapeuten herauskristallisiert haben. Von vielen Osteopathen wird diese Entwicklung kritisch gesehen, da die Craniosacraltherapie ein Bestandteil der Osteopathie ist, die man, ohne das ganzheitliche Prinzip zu verletzen, nicht aus der Osteopathie isoliert herauslösen kann.

Das craniosacrale System beruht auf der Beobachtung von Dr. Sutherland, dass die zerebrospinale Flüssigkeit, die das Gehirn und das Rückenmark umspült, rhythmisch pulsiert. Diese rhythmischen Schwingungen (sechs- bis zwölfmal pro Minute) können

Dr. Sutherland, ein Schüler von Dr. Still, war ein überragender Osteopath, der die Grundlagen des craniosacralen Systems entwickelte

PRAXIS

Die drei osteopathischen Systeme

Zum craniosacralen System gehören Schädel, Kreuzbein, zentrales und peripheres Nervensystem mit Gehirn und Rückenmarksflüssigkeit.

nur stattfinden, wenn der Schädelknochen eine gewisse Elastizität aufweist, um die Füll- und Entleerungsphase (mit nur geringen Flüssigkeitsverschiebungen) der Flüssigkeiten zu begleiten. In der Füllphase wird der Schädel minimal breiter und kürzer, in der Entleerungsphase schmäler und länger. Tatsächlich besteht der Schädelknochen aus mehreren Einzelknochen, die miteinander durch Verzahnungen (Suturen) verbunden sind. Im Gegensatz zur vorherrschenden schulmedizinischen Meinung, die Knochenteile seien knöchern fest miteinander verbunden, konnte in den USA nachgewiesen werden, dass bindegewebige Verbindungen eine minimale Bewegung und damit Größenänderung des Schädels zulassen.

Diese sehr feinen Bewegungen der Gehirn-Rückenmarks-Flüssigkeit lassen in gleicher Weise wie den Schädel auch das Kreuzbein rhythmisch schwingen. Der craniosacrale Rhythmus lässt sich in abgeschwächter Form in allen Körpergeweben spüren. Über das craniosacrale System können Bewegungsstörungen von Geweben, Fehlspannungen, Ungleichgewichte gefunden werden, da sie Rhythmus, Stärke und Fließeigenschaft der craniosacralen Flüssigkeit verändern.

Dr. Sutherland hat dem craniosacralen Rhythmus eine solche Bedeutung beigemessen, dass er den Ausdruck »primär respiratorischer Mechanismus« (das erste Atemsystem, von lateinisch »respiratio«, die Atmung) prägte. Die eigentliche Lungenatmung bezeichnete er als zweites Atemsystem (sekundär respiratorischer Mechanismus).

Mit dem Ausdruck »primär respiratorischer Mechanismus« unterstreicht er die Wichtigkeit der rhythmischen Gewebeatmung des gesamten Nervensystems, die

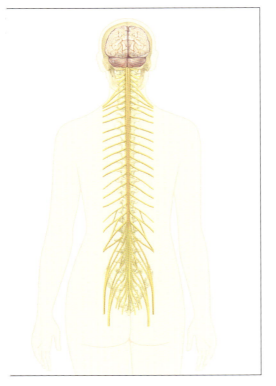

PRAXIS

Ihre Untersuchung und Behandlung

Das viszerale System beinhaltet die inneren Organe, ihre bindegewebigen Hüllen mit zugehörigem Gefäß- und Nervensystem.

letztendlich auch die Lungenatmung und übrige Gewebeaustauschprozesse steuert. Vergleichen kann man die Bewegungen der Gehirn- und Rückenmarksflüssigkeit mit der Meeresbewegung bei Ebbe und Flut.

Das viszerale System

Die entscheidende Entwicklung der viszeralen Osteopathie verdanken wir dem französischen Osteopathen Jean Pierre Barral. Viszeral stammt von dem lateinischen Begriff »viscera« ab und bedeutet Eingeweide. Zum viszeralen System zählt man die inneren Organe mit ihren bindegewebigen Hüllen und Platten, das zugehörige Gefäßsystem mit Blut und Lymphe sowie das Nervensystem. Neben dem craniosacralen Rhythmus haben die Osteopathen auch einen viszeralen Rhythmus entdeckt, die Eigenbeweglichkeit der inneren Organe, auch Motilität genannt. Diese Eigenbewegung besitzt einen Rhythmus von sechs bis acht Schwingungen pro Minute. Sie ist unabhängig von den atemabhängigen Bewegungen, vom Pulsschlag und von der Peristaltik (Bewegungsreflex zur Weiterleitung von Speisebrei) des Darmes. Die meisten inneren Organe sind an bindegewebigen Strängen im Bauchraum derart aufgehängt und befestigt, dass eine maximale Beweglichkeit gewährleistet ist. Da die Organe dicht gedrängt gelagert sind und eine Vielzahl von Berührungspunkten mit anderen Strukturen haben können, ist eine uneingeschränkte Gleitfähigkeit und Beweglichkeit der Organe untereinander für deren Funktion von größter Wichtigkeit, wie im Nierenbeispiel (siehe Seite 23) gezeigt.
Einschränkungen des Gleitverhaltens entstehen durch Entzündungen, Operationen, Organver-

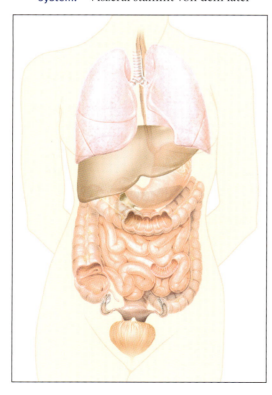

PRAXIS
Ihre Therapie

> **Grundsatz der Osteopathie**
>
> Der Osteopath behandelt Kranke, keine Krankheitsbilder.
> Genau aus diesem Grund können keine Behandlungsrezepte bei Schmerzen wie Schultergelenkbeschwerden, Wirbelsäulenschmerzen, Verdauungsproblemen usw. gegeben werden. Die zu Grunde liegenden Beschwerden können je nach Patient völlig unterschiedlich sein.

größerungen oder vermehrte Gewebespannungen der Umgebung. Durch Spannungsveränderungen an den Durchtrittsöffnungen der Gefäße und Nerven der bindegewebigen Bauchhöhle können die Gefäßversorgung und die Nerveninformation verändert werden. Ernährungsgewohnheiten, Stressfaktoren, Bewegungsmangel und andere Umwelteinflüsse können sich in besonderem Maß im Bereich der inneren Organe niederschlagen.

Da speziell wir in unserer osteopathischen Behandlung dem Dünndarm einen ganz besonderen Stellenwert als Energieorgan beimessen, haben wir im Selbstbehandlungsprogramm einen Schwerpunkt auf die Behandlung des Darmes gelegt. Bedenken Sie, dass der Dünndarm die Nahrungsaufnahme in den Körper regelt und damit direkt für Ihr Leistungsniveau zuständig ist. Störungen des Darmgefüges können neben Beschwerden auch Ihre Leistungsfähigkeit negativ beeinträchtigen.

Ihre Therapie

Zugegebenermaßen mag es etwas verwirrend sein, wenn Sie auf Grund von Rückenbeschwerden von Ihrem Osteopathen auch im Bereich des Kopfes untersucht und später sogar dort behandelt werden. Aber genau hier kommen die eingangs erwähnten Prinzipien zur Geltung, dass ein Symptom (also Ihr Schmerz) nicht zwingend auch von diesem Ort ausgeht. Die Kunst des Osteopathen ist, aufbauend auf genauen Kenntnissen von Anatomie, Physiologie und Biomechanik, Zusammenhänge im Körper aufzudecken. Für den Osteopathen steht nicht Ihr Symptom, also Ihr Schmerz im Vordergrund, sondern die zu Grunde liegende Störung, die irgendwo im Körper lokalisiert sein kann. Schmerz, der nur mit einer Spritze oder mit Medikamenten zugedeckt ist, wird oftmals wiederkommen.

Da Ihr Schmerzproblem von der eigentlichen zu Grunde liegenden Störung weit entfernt liegen kann, wird der Osteopath unter Umständen an für Sie unverständlichen Körperstellen untersuchen und behandeln

Die verschiedenen Techniken

Die wichtigsten Techniken, die bei Ihnen zur Anwendung gelangen könnten, sind unten aufgeführt. Daneben gibt es noch eine Vielzahl spezieller Techniken, die manchmal auch nur Variationen der aufgeführten sind. Ihr Osteopath wird die notwendigen Techniken zur Lösung Ihres speziellen Problems auswählen. Jede Gewebestörung kann mit mehreren Techniken angegangen werden, so dass es zur Lösung eines Gewebeproblems immer mehrere Lösungsansätze gibt.

Zunächst werden Techniken aufgeführt, die weitestgehend zum parietalen System gehören. Auf Grund der engen anatomischen Verzahnung der drei Systeme betreffen einige Techniken alle Systeme gleichermaßen. Dies gilt insbesondere für lymphatische und myofasziale Techniken sowie Reflexpunktanwendungen und Techniken des Nervensystems. In der täglichen Arbeit werden die Techniken zumeist miteinander kombiniert.

Die Gelenkmanipulation (Impulstechnik)

Diese Technik wird den Patienten, die schon einmal mit Chirotherapie oder Chiropraktik in Berührung gekommen sind, bekannt vorkommen. In den USA ist sie als HVLA (High velocity, low amplitude, übersetzt »hohe Geschwindigkeit, kleiner Weg«) bekannt. Auf ein Gelenk, z. B. Ellenbogen, Knie oder am häufigsten ein Wirbelsäulengelenk, wird ein Impuls mit einem sehr kleinen Bewegungsweg gesetzt. Manchmal ist dabei ein Knackgeräusch zu vernehmen, was allerdings für den Behandlungserfolg unerheblich ist.

Wann wird diese Technik angewandt? Selten, aber gezielt, wenn ein Gelenk in seinem natürlichen Bewegungsweg eingeschränkt ist und eine Barriere bildet, die sich mit anderen Techniken nur schwerlich beseitigen lässt. Diese Gelenkfehlstellung kann durch Verspannungen in der umgebenden Muskulatur, in Bändern oder Faszien aufrechterhalten werden. Der Osteopath kann die Blockade mit einem kurzen Impuls lösen,

Impulstechnik zur Lösung eines blockierten Lendenwirbelsäulensegments.

Impuls ist gleichbedeutend mit einem kontrollierten Stoß auf ein blockiertes Gelenk, der mit hoher Geschwindigkeit und einem sehr kurzen Weg maximal Gewebe schonend ausgeführt wird

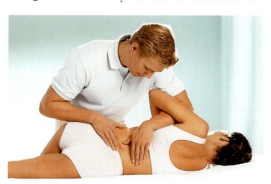

PRAXIS
Ihre Therapie

dabei wird er nur bestimmte, für den Körper entscheidende Blockaden mit dieser Impulstechnik beseitigen. Meistens wird die Impulstechnik mit anderen Weichteiltechniken kombiniert.

Lösung des blockierten Lendenwirbelsäulensegments L3/4
Der Osteopath positioniert bei einer linksseitigen Blockierung den Patienten auf die rechte Seite, dreht den Oberkörper des Patienten von sich weg und das Becken leicht auf sich zu. Durch diese spezielle Lagerung werden alle Wirbelkörpersegmente oberhalb und unterhalb des zu behandelnden Segments verriegelt, eine unerwünschte Mitbewegung also ausgeschaltet. Der Osteopath baut durch Gewebezugverstärkung eine Vorspannung in Richtung des blockierten Gelenks auf und befreit durch einen minimalen Impuls, der von einem »Knackgeräusch« begleitet sein kann, aber nicht muss, das Gelenk von seiner Sperre.

Die Muskel-Energie-Technik

Diese Technik wirkt auf Muskeln, die von Verspannung, Verhärtung oder Kraftlosigkeit betroffen sind. Sekundär lassen sich auch mögliche Störungen von Gelenken, Faszien und Bändern lösen. Durch eine Fehlspannung kann die Muskulatur viele Störungen im Körper aufrechterhalten. Diese Technik arbeitet nach dem Prinzip Spannung–Entspannung und erfordert während der Behandlung die aktive Mitarbeit des Patienten. Wird ein Muskel über mehrere Sekunden angespannt, setzt im Anschluss daran eine kurze Entspannungsphase ein, die der Therapeut für seine Therapie ausnutzt.

Entspannung der Brustwirbelsäule
Im Bereich der Brustwirbelsäule ist ein Wirbel verhakt und in seiner Beweglichkeit eingeschränkt. Die dazugehörige Muskulatur versucht, den Wirbel zu schützen, und spannt sich schmerzhaft an. Der Patient kann sich nur unter

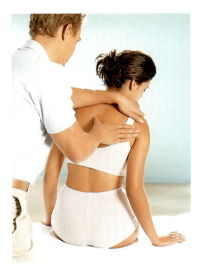

Die Muskel-Energie-Technik wird nach dem Prinzip von Spannung–Entspannung zur Lösung von Gelenken, Muskeln und Bändern eingesetzt.

Schmerzen nach links drehen, zur Seite neigen und beugen. Es besteht eine Barriere nach links, wohingegen Bewegungen nach rechts und in die Streckung wenig Probleme bereiten.
Der Therapeut wird seinen Patienten auf die Liege setzen und ihn vorsichtig in Richtung Wirbelbarriere positionieren, also nach links drehen, seitneigen und leicht nach vorn beugen. Der Therapeut erspürt die Barriere mit seinem Finger, eine für den Patienten schmerzhafte Stellung wird nicht eingenommen. Aus dieser sorgsam eingestellten Haltung heraus spannt der Patient seine Muskulatur in die freie, nicht eingeschränkte Richtung an, in unserem Beispiel also nach rechts. Der Patient verändert bei der Muskelanspannung nach rechts seine Position nicht, da er die Muskulatur gegen den Widerstand des Therapeuten anspannt. Nach der Anspannungsphase von etwa fünf Sekunden setzt über einen körpereigenen Muskelreflex eine kurzfristige Muskelentspannung ein, in der der Therapeut in der Lage ist, den Wirbelkörper näher an den Normalzustand heranzuführen. Die Barriere ist mehr in die freie Richtung verschoben.
Dieses Vorgehen wird zweimal wiederholt und abschließend die Muskulatur leicht gedehnt. Nach

Die Muskel-Energie-Technik stammt aus den USA, sie wurde von Dr. Fred L. Mitchell begründet

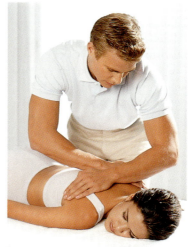

Die myofasziale Lösetechnik beseitigt Fehlspannungen in Muskulatur und Bindegewebe.

der Behandlung sind Muskel und Wirbelkörper in ihrer Funktion normalisiert, nach allen Seiten besteht freie Beweglichkeit.

Die myofaszialen Lösetechniken

Sie werden eingesetzt, um die im osteopathischen Konzept überaus bedeutungsvollen Fehlspannungen in Muskulatur (Myo) und Bindegewebe (Faszial) wieder dem natürlichen Gleichgewicht zuzuführen. Der Osteopath übt dabei auf die Muskulatur bzw. auf das Bindegewebe eine sanfte dehnende, stauchende oder drehende Kraft aus. Fehlgeleitete Spannungen werden aufgelöst und in die Körpergleichgewichtslage zurückgebracht.

Das netzartig aufgebaute Bindegewebe besitzt einen visko-elastischen Effekt, das heißt, bei kleinen und langsamen Druck- oder Zugreizen kann eine Verformung erreicht werden, bei größeren, schnellen Reizen setzt das Bindegewebe einen Widerstand entgegen und sorgt für Stabilität.

Lösung der Fehlspannung im Bereich der Brustwirbelsäule

Der Osteopath hat eine Fehlspannung der Muskulatur und seiner bindegewebigen Hüllen im Bereich der Brustwirbelsäule festgestellt. Der Patient legt sich nach Abschluss der Untersuchung auf den Bauch, der Osteopath legt seine flachen Hände auf die Muskulatur einschließlich ihrer Bindegewebshüllen zu beiden Seiten der Brustwirbelsäule. Mit kleinen, sanften, sehr langsamen Druck-, Zug- oder Drehbewegungen bringt er das Bindegewebe in fließende Bewegungen, denen er folgt, bis der alte Gleichgewichtszustand wieder erreicht ist und die Spannungen im Gewebe beseitigt sind.

Die Strain-Counterstrain-Technik

Übersetzt bedeutet dies Zug-Gegenzug-Technik. Ein Muskel, der in einen falschen Spannungszustand gerät, kann an bestimmten Orten im Körper schmerzhafte Reflexpunkte entwickeln.
Zur Lösung dieser Fehlspannung bringt der Osteopath den Patienten in eine bestimmte Lage, in welcher der Reflexpunkt durch Entlastung des umgebenden Gewebes nahezu schmerzfrei wird. Durch Halten dieser bestimmten Position über einen Zeitraum von ein bis zwei Minuten kann über körpereigene Reflexvorgänge der betroffene Muskel normalisiert werden.

Schmerzhafter Zustand des Lendenwirbelkörpers

Ein zum zweiten Lendenwirbelkörper gehörender Reflexpunkt befindet sich ca. 5 cm seitlich und etwas unterhalb des Bauchnabels im Bereich der Muskulatur-Bin-

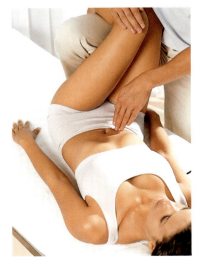

Schmerzhafte Punkte im Bereich von Bindegewebe und Muskulatur können mit der Strain-Counterstrain-Technik behandelt werden.

Dr. Lawrence Jones begründete die Strain-Counterstrain-Technik in den 1970er-Jahren

degewebsschicht. Zur Entlastung des schmerzhaften Punktes lagert der Therapeut die Beine des Patienten auf seinem Oberschenkel und die betroffene Seite zu sich hin. Dann überprüft er den Reflexpunkt bezüglich Gewebegefühl und Schmerzhaftigkeit und hält die eingestellte maximale Entspannungslage für 90 Sekunden. Bei erfolgreicher Therapie ist anschließend Schmerzfreiheit gegeben.

Die lymphatischen Techniken

Der Lymphfluss ist für den Abtransport von Schlackenstoffen und für das Immunsystem von außerordentlicher Wichtigkeit. Lymphzellen, Lymphknoten, Thymus, Milz und Mandeln gehören u. a. zum Lymphsystem. Die wichtigste Aufgabe des Lymphsystems ist die Bildung von Abwehrzellen und Bekämpfung von Krankheitsprozessen. Daneben kommt dem Lymphsystem auch eine wichtige Bedeutung im Transport von Nahrungsfetten aus dem Darm und im Abtransport von Flüssigkeit aus den Gewebezwischenräumen zu. Während das Kreislaufsystem vom Herz als Pumpe angetrieben wird, ist der Weitertransport der Lymphflüssigkeit größtenteils indirekt auf Muskelkontraktionen

der Gewebeumgebung, Gefäßpulsationen und Atembewegungen angewiesen. Krankhafte Prozesse im Körper schlagen sich besonders auch in Störungen des Lymphsystems nieder, schon kleine Fehlspannungen können den Transport der Lymphflüssigkeit beeinträchtigen. Der Osteopath wird deshalb dem Lymphsystem immer einen besonderen Stellenwert beimessen und Lymphtechniken oft anwenden.
Spezielle Techniken werden im Bereich der quer liegenden Bindegewebsplatten angewandt, die natürliche Körperengpässe darstellen. Diese Platten findet man im Schädel, im Bereich der oberen Brustraumbegrenzung, im Bereich des Übergangs von der Brusthöhle zur Eingeweidehöhle (Zwerchfell) und im Bereich des Beckenbodens. Mit Hilfe der Lymphtechniken werden durch sanften Gewebedruck, Vibrationen, feine Schwingungen oder kleine Impulse Fehlspannungen in Geweben und Bindegewebsplatten beseitigt. Bewegung, Übungen und Atemtechniken haben eine wichtige Funktion in der Stimulierung des Lymphsystems. Einige dieser sehr effektiven Techniken können vom Patienten selber ausgeführt werden.
Die Osteopathen beschäftigen sich zunehmend mit lymphatischen Techniken. Auch wir hal-

Den lymphatischen Techniken innerhalb des osteopathischen Konzepts wurde insbesondere in den letzten Jahren eine besondere Bedeutung beigemessen. Der französische Arzt Dr. Bruno Chikly gilt als einer der Wegbereiter der lymphatischen Techniken

PRAXIS
Ihre Therapie 49

ten sie in der Behandlung für so bedeutend, dass wir im Selbstbehandlungsprogramm diesen Techniken einen besonderen Stellenwert einräumen (siehe Seite 81).
Dr. Chapman, der sein Osteopathiestudium 1897 noch unter Dr. Still absolvierte, erkannte die Wichtigkeit des Lymphsystems. Er entdeckte bestimmte Reflexpunkte, die das Lymphsystem stimulieren können, die Chapman-Punkte.

Die Beckenboden-Lösetechnik

Diese spezielle Lymphtechnik soll die Behandlung verdeutlichen. Der Therapeut hat auf der linken Seite eine Einschränkung der Beckenbodenmuskulatur gefunden, die sich nicht wie auf der rechten Seite zusammen mit der Atmung symmetrisch nach unten und oben bewegt. Die Lymphbahnen können durch den entstehenden Fehldruck in ihrer Funktion beeinträchtigt werden.

Der Patient liegt auf dem Rücken. Der Therapeut lässt ihn das linke Bein anwinkeln und legt seine linke Hand an die Beckenbodenmuskulatur neben dem linken knöchernen Sitzbeinhöcker. Die rechte Hand des Therapeuten liegt auf der linken Seite des Zwerchfells des Patienten und leitet die tiefen Ein- und Ausatmungsbewegungen. Je nach Muskelstörung baut der Therapeut mit seiner Hand eine Gegenspannung auf oder hilft der Muskulatur, leichter nach oben oder unten zu gleiten, bis er eine Muskelnormalisierung erreicht hat.

Techniken zur Beeinflussung des Nervensystems

Das Nervensystem wird unterteilt in das willkürliche und vegetative System. Das willkürliche Nervensystem unterliegt unserem Willen und steuert die Skelettmuskulatur. Das vegetative Nervensystem funktioniert weitgehend unabhängig von Bewusstsein und Willen und steuert innere Organe und Drüsen. Es besteht aus zwei

Dr. Chapman, einer der ersten Absolventen des Osteopathiecolleges in Kirksville im Jahr 1897, legte den Grundstein der lymphatischen Techniken

Lymphatische Techniken sorgen für einen verbesserten Flüssigkeitsaustausch aller Gewebe.

PRAXIS
Ihre Untersuchung und Behandlung

Teilen, dem Sympathikus, der für Aktivität, Jagd- und Fluchtverhalten steht, sowie dem Parasympathikus, der für Ruhe, Entspannung und Verdauung zuständig ist. Sympathikus und Parasympathikus müssen in perfekter Harmonie und Balance miteinander funktionieren. Ungleichgewichte, insbesondere zu Gunsten einer erhöhten Aktivität des Sympathikus, können unterschiedliche Organ- und Gewebestörungen wie erhöhten Muskeltonus auslösen.

Die Rippen-Hebetechnik beeinflusst das sympathische Nervensystem und wirkt auf Atmung, Rippenbeweglichkeit und Muskelspannung im Bereich des Brustkorbs.

Die Rippen-Hebetechnik

Dies ist eine mögliche Technik zur Beeinflussung des sympathischen Nervensystems.
Der Patient liegt auf dem Rücken, der Therapeut sitzt seitlich vom Patienten und schiebt seine flache, rechte Hand zwischen Liege und Rücken des Patienten. Der Therapeut hebt die zu behandelnden Rippen im Bereich des Wirbelsäulenansatzes leicht an, indem er sanft in das Gewebe nach oben drückt. Anschließend erfolgt ein behutsamer Gewebezug nach außen. Verstärkt wird der Gewebezug durch die linke Hand des Therapeuten, die auf der Vorderseite des Brustkorbs nahe dem Brustbein ruht.
Die Technik beruhigt die hinter den Rippenköpfchen (gelenkige Verbindung der Rippen zu den Wirbelkörpern) liegenden sympathischen Nervenzellanhäufungen, die ihre Aktivität reduzieren. Als Nebeneffekt werden der lymphatische Strom und die Beweglichkeit der Rippen verbessert und die Atmung erleichtert.

Die balancierten Band- und Membrantechniken

Bänder (Ligamente) und flächige Membranen dienen vornehmlich zur Stabilisierung von Gelenken und Knochenverbindungen. Unter normalen Umständen sind sie perfekt ausbalanciert. Bei einer Störung, etwa durch Sturz, Schlag oder Zug von anderen Gelenken oder Organen, kann ein Band auf einer Seite der Anheftung mehr Spannung entwickeln als auf der gegenüberliegenden Seite.
Der Osteopath baut durch Zug, Druck oder Gewebedrehung im Verlauf des Bandes eine exakt gleiche Gegenspannung auf. Nach einiger Zeit werden über

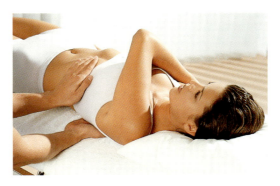

PRAXIS
Ihre Therapie

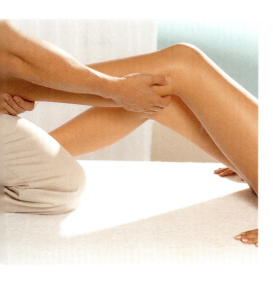

Die balancierte Membrantechnik normalisiert die Spannung der Bindewebsmembran zwischen Schienbein- und Wadenbeinknochen.

körpereigene Reflexe, die über das Nervensystem gesteuert werden, Spannungen gelöst und das Band in die Gleichgewichtslage zurückgeführt.

Balancetechnik der Bindegewebsmembran zwischen Schienbein- und Wadenbeinknochen

Diese wichtige Verbindung zwischen Sprunggelenk und Kniegelenk ist vielfachen Störungen ausgesetzt. Stellt der Therapeut z. B. eine Spannung in Richtung Wadenbeinköpfchen fest, wird er das Wadenbeinköpfchen und die Sprunggelenkgabel halten und so eine entgegengerichtete Spannung aufbauen, die alle Teile der Membran in den Punkt der vollständigen Balance überführt.

Wird dieser Punkt der Gleichgewichtslage lange genug gehalten, setzt über Reflexe eine Membranentspannung ein.

Zur Verdeutlichung stellen Sie sich ein Gummiband vor, das an zwei Seiten befestigt ist. Nehmen wir an, über die rechte Seite wird Zug ausgeübt, das heißt, im rechten Teil des Gummibandes herrscht eine höhere Spannung. Ein Therapeut würde im linken Teil des Bandes eine gleich große Gegenspannung aufbauen. Die nach links und rechts gerichteten Kräfte heben sich auf, obwohl im Band immer noch eine erhöhte Spannung herrscht. Nach einer gewissen Zeit wird ein Körperreflex ausgelöst, der eine Entspannung herbeiführt und alle Strukturen wieder in die Gleichgewichtslage zurückführt.

Die Reflexpunktanwendungen

Es sind mehrere Reflexpunktsysteme im Körper bekannt, die der Osteopath in seine Therapie integriert. Bei bestimmten Störungen im Bereich von Organen, Muskeln, Faszien oder Bändern können sich spezielle schmerzhafte Punkte an der Haut entwickeln, mit denen man der gestörten Struktur auf die Spur kommen kann. Umgekehrt kann man natürlich durch Behandlung der

PRAXIS
Ihre Untersuchung und Behandlung

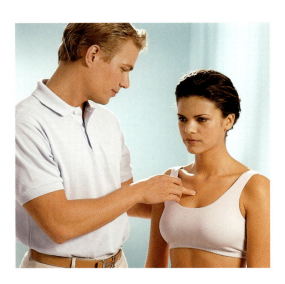

Über Chapman-Reflexpunkte können Fehlfunktionen wichtiger Organe entscheidend beeinflusst werden.

Reflexpunkte ausgeprägte Wirkungen im Bereich der gestörten Strukturen hervorrufen. Der Osteopath kann je nach Erfordernis den Punkt beruhigen, stimulieren, Druck, Vibration, Schwingungen oder Gewebeverschiebungen ausüben.

Die Reflexpunktsysteme sind ein weiteres Indiz für die übergreifende Zusammengehörigkeit aller Zellsysteme und die Notwendigkeit, bei Schmerzhaftigkeit einer einzelnen Struktur den gesamten Körper zu untersuchen.

Die Chapman-Punkte

Als Beispiel betrachten wir die wichtigen neurolymphatischen Reflexpunkte nach dem Osteopathen Dr. Chapman. Seine Punkte werden schmerzhaft, wenn Störungen von inneren Organen oder Drüsen auftreten. Einige dieser Punkte haben wir im Kapitel Selbstbehandlungsprogramm bei den wichtigen Verdauungsorganen ausgewählt (siehe Seite 87).

Nehmen wir an, der Patient hat Beschwerden oder Störungen im Bereich der Speiseröhre. Der Therapeut wird positive Punkte im Bereich des Zwischenraums der 2. und 3. Rippe nahe am Brustbein finden, eventuell auch positive Reflexpunkte auf der Körperrückseite am 2. Brustwirbel. Nacheinander wird er die schmerzhaften Punkte für etwa 30 Sekunden drücken, wobei am Druckpunkt durchaus ein unangenehmes Gefühl auftreten kann. Dieses wird nach erfolgreicher Therapie aber sofort verschwinden.

Die craniosacralen Techniken

Im Abschnitt über das craniosacrale System (siehe Seite 40) haben wir die anatomischen Teilbereiche Kreuzbein, Schädel, zentrales und peripheres Nervensystem mit Gehirn und Rückenmark sowie zugehörige Bindegewebshäute angesprochen. Zumeist wird an Schädel, Wirbelsäule und Kreuzbein behandelt, zugänglich ist der craniosacrale Rhythmus

Innerhalb des craniosacralen Konzepts gibt es eine Vielzahl unterschiedlicher Techniken

Ihre Therapie

Die craniosacrale Technik der Schädelbasisentspannung normalisiert Muskulatur und Bindegewebszüge in diesem Bereich. Fehlspannungen im Bereich der Schädelnähte werden beseitigt.

aber von allen Körperbereichen aus. Bei der Therapie wird der Osteopath durch feine gezielte Druckausübung und Setzen kleiner Impulse die Flüssigkeitsausbreitung und das Schwingungsverhalten normalisieren. Einige dieser Techniken sind mit so sanften Druckausübungen verbunden, dass sie vom Patienten kaum wahrgenommen werden. Ein ungehinderter craniosacraler Rhythmus, der sich harmonisch ausbreitet, ist unabdingbare Voraussetzung für die Gesundheit und Therapieziel des Osteopathen. Die Hirnnerven verlassen den knöchernen Schädel über so genannte Nervenaustrittspunkte, um Kopf, Hals, innere Organe und Sinnesorgane zu versorgen. Eine wichtige Öffnung im Schädel (*Foramen*) stellt das Drosselloch (*Foramen jugulare*) an der Schädelbasis dar. Hier verlassen wichtige Venen und mehrere Nerven den Schädel. Herausgestellt werden soll der Nervus vagus, der dem parasympathischen Nervensystem (siehe Seite 50) angehört.

Schädelbasisentspannung

Dies ist eine wichtige Technik zur Entlastung und Entspannung der Schädelnähte, Muskulatur und Faszien in diesem Bereich. Hierzu liegt der Patient auf dem Rücken, der Therapeut sitzt am Kopfende. Seine Fingerspitzen graben sich sanft in das Weichteilgewebe zwischen Hinterhaupt und Wirbelsäule ein und setzen das Hinterhaupt unter einen behutsamen Zug. Durch mehrere feine Druck- und Zugmanöver wird eine Entspannung dieser wichtigen Region erreicht.

Die viszeralen Techniken

Wie bereits beschrieben, behandeln die viszeralen Techniken die inneren Organe mit ihren Fasziensystemen, die Arterien, Venen, Lymphgefäße und das die Organe versorgende Nervensystem. Das viszerale System ist durch die Organe des Brustraums und des Bauchraums einschließlich der Geschlechts- und Harn ableitenden Organe sehr groß und zahlreichen Störungen ausgesetzt. Für die Vielzahl dieser Strukturen gibt es eine Fülle von Behandlungsmethoden.

Auch im Bereich der viszeralen Techniken kann der Osteopath auf eine Fülle unterschiedlicher Behandlungsmöglichkeiten zurückgreifen

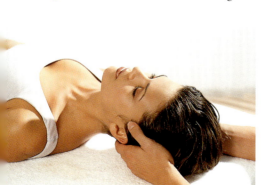

PRAXIS 54 Ihre Untersuchung und Behandlung

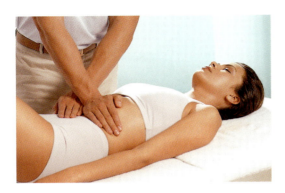

Mit Hilfe viszeraler Techniken kann eine Funktionsstörung des Dünndarms behoben werden.

Harmonisierung der Eigenbewegung des Dünndarms

Wie angedeutet, räumen wir dem Dünndarm als Energieorgan eine wichtige Stellung ein. Über einen Schließmuskel mündet der gemeinsame Bauchspeicheldrüsen- und Gallengang in den Dünndarm. Der Osteopath wird sich behutsam mit seiner Hand im Bereich des Rippenbogens durch die verschiedenen Gewebeschichten (Haut, Unterhaut, Bindegewebe, Bauchmuskulatur, Bauchfell, Bauchnetz) tasten und Dickdarmschlingen behutsam zur Seite schieben. Er wird der Eigenbeweglichkeit des Dünndarms mit feinen Drehbewegungen im Uhrzeiger- und Gegenuhrzeigersinn folgen, worauf nach einigen Zyklen eine Gewebeentspannung einsetzt. Nach dieser ersten Entspannung wird er weiter den Eigenschwingungen des Dünndarms folgen, bis der Eigenrhythmus verharrt und einen natürlichen Ruhepunkt erreicht (den so genannten Still-Punkt). Über diesen Ruhepunkt stellt sich eine tiefe Entspannung ein. Nach einigen Sekunden wird eine harmonische Eigenbewegung vom Körper wieder aufgenommen.

Weitere Techniken

Die Osteopathie ist eine Therapieform, die ohne Medikamente und Spritzen auskommt. Für viele vielleicht überraschend kann der Osteopath trotzdem je nach Ausbildungsstand und persönlicher Erfahrung auch Medikamente verabreichen oder Infiltrationen setzen. Allerdings wird er keine Substanzen benutzen, die chemischer Natur sind, also den Körper von außen verändern, sondern einzig die Ordnungsmechanismen in Gang setzende und Selbstheilungskräfte aktivierende Substanzen wie Homöopathika. Osteopathie kann gut mit Methoden wie Homöopathie, Akupunktur, chinesischer oder tibetischer Medizin, Kinesiologie und anderen ganzheitlich natürlichen Methoden kombiniert werden.

Nach der ersten Behandlung

Während der ersten Behandlung sind viele Patienten von den minimalen Impulsen, die gesetzt

Das Konzept der Osteopathie lässt die Kombination mit Methoden wie Homöopathie, Akupunktur, Kinesiologie usw. zu

Wie oft muss behandelt werden?

Nach der Behandlung sollte der Körper über eine bestimmte Zeit in Ruhe gelassen werden, um die Eigenregulationskräfte nicht zu stören. Aus diesem Grund arbeitet der Osteopath in eher größeren Zeitabständen am Patienten. Diese Abstände können, natürlich abhängig vom Einzelfall, ein bis drei Wochen betragen.

Dr. Still bemerkte dazu: Such' die Läsion (gemeint ist die krankhafte Störung im Körper), behandle die Läsion, lass' die Läsion in Ruhe. Dieser Grundsatz hat bis heute uneingeschränkt Gültigkeit. Falsch gesetzte Reize (zu stark, zu viel, zu lange) können die Eigenregulation beeinträchtigen oder sogar hemmen.

Die Behandlungsdauer eines Krankheitsbildes ist individuell völlig verschieden, hier lassen sich keine einfachen Regeln aufstellen. Ein akutes Problem mit wenigen Störungen des Körpergefüges mag nach einer Sitzung behoben sein, ein chronisches, lange Jahre bestehendes Problem mit krankhaften Störungen vieler Strukturen kann Monate in Anspruch nehmen.

werden, überrascht. Einige denken, der Osteopath legt einfach nur seine Hände auf den Körper, die feinen zielgerichteten Bewegungen werden gar nicht wahrgenommen. Umso mehr sind manche Patienten erstaunt, wenn durch den Anstoß der Körperkräfte der neue Ordnungszustand vom Körper über einen oder mehrere Tage mit einer leichten Zunahme der Beschwerden beantwortet wird. Dieser mögliche Erstverschlimmerungseffekt ist Ihnen vielleicht auch von der Homöopathie bekannt. Während der weiteren selbsttätig ablaufenden Regulation kommt es bald zu einer Beruhigung und Besserung.

Es kann sich aber auch eine wohlige Schwere oder Müdigkeit in Ihrem Körper bemerkbar machen. Sie können sich leichter und gelöster fühlen. Natürlich gibt es auch Fälle ohne besondere Reaktion des Körpers.

Welche Krankheitsbilder können osteopathisch behandelt werden?

Wir haben auf Seite 43 den wichtigen osteopathischen Grundsatz erklärt, dass der Osteopath Kranke, keine Krankheitsbilder behandelt. Aus diesem Grund ist es nicht einfach und unproblematisch, eine Liste mit Krankheits-

Nach einer osteopathischen Behandlung wird jeder Patient eine individuelle Reaktion seines Körpers erleben

Ihre Untersuchung und Behandlung

bildern anzugeben. Solange der Mechanismus der Eigenregulation im Körper greift und keine Gewebestruktur zerstört ist, kann eine osteopathische Behandlung eine vollständige Heilung im Körper anregen. In anderen Fällen kann zumindest eine Schmerzbesserung oder Linderung erreicht werden.

Besondere Aspekte bei Kindern, Frauen und Männern

Auf Grund unterschiedlicher anatomischer Verhältnisse ist es einerseits sinnvoll, geschlechtsspezifische Unterschiede herauszustellen. Andererseits weisen Kinder in allen Altersstufen ganz eigenständige Probleme auf, sie können nicht lediglich als kleine Erwachsene betrachtet werden.

Osteopathie bei Kindern

Ein für Osteopathen besonders wichtiges Thema, da Neugeborene, Säuglinge, Kinder und Jugendliche oftmals Fehlfunktionen aufweisen, die sich auf die spätere körperliche Entwicklung negativ auswirken können.
● Der kindliche Schädel ist für den Osteopathen sehr wichtig. Er besteht bei der Geburt aus mehreren weichen Knochenschichten und Bindegewebsplatten, die bis zur Pubertät, teilweise auch wesentlich später, zusammenwachsen. Auf Grund der Enge des mütterlichen Beckens kommt es im Geburtsverlauf, umso mehr beim Einsatz von Zange oder Saugglocke, zu großen, auf den Kopf einwirkenden Kräften, die zu mehr oder minder starken Verschiebungen der Knochensymmetrie führen können.
● Greifen die Selbstregulierungskräfte des Körpers nicht, können sich durch Kopfasymmetrien Druck- oder Zugwirkungen aufbauen, die Störungen an Schädelnähten und Nervenaustrittspunkten verursachen. Alle wichtigen Nerven, die die Funktion des Körpers überwachen und steuern, verlassen den Schädel über spezielle Nervenaustritts-

Da das Gewebe von Kindern lange Zeit formbar ist, lässt sich der kindliche Körper schneller positiv beeinflussen als bei Erwachsenen.

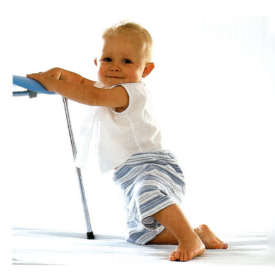

> **Mögliche Beschwerden bei Kindern**
> Allergien, Asthma, Bauchkrämpfe, Einnässen, Schrei- und Spuckkinder, Aufmerksamkeitsdefizit-Syndrom, Lernschwierigkeiten und Legasthenie, Augenprobleme, Wachstumsprobleme, Schlafstörungen, Ohrenprobleme, Laufschwierigkeiten, verspätete oder auffällige Entwicklungen.

punkte. Über Nervenverbindungen, Muskel- oder Faszienanheftungen am Schädel können sich Fehlfunktionen über den gesamten Körper verbreiten. Diese Funktionsstörungen können die normale körperliche und geistige Entwicklung beeinträchtigen.

● In späteren Jahren können Fehlfunktionen auch nach Stürzen oder anderen Traumen im formbaren kindlichen Körper durch Gewebekompression oder -zug ausgelöst werden, die sich nicht spontan korrigieren und dann einer Therapie bedürfen.

Osteopathie bei Frauen

Bei Frauen gibt es mehrere Faktoren, die die Eigenregulationskräfte an die Grenze der Leistungsfähigkeit führen können. Mit Beginn der Periode findet ein hormoneller Umstellungsprozess statt, der neben vielen positiven Erscheinungen auch Anlass zu körperlichen Problemen gibt. Der monatliche Periodenzyklus kann in vielfältiger Weise gestört werden. Neben psychisch-emotionalen Faktoren, die sekundär zu Gewebeungleichgewichten führen können, gilt das vor allem für angeborene oder erworbene Gewebespannungen, die sich spontan nicht mehr lösen. Stimmungsschwankungen, Konzentrationsschwächen, Menstruationsschmerz, Kopf- oder Kreuzschmerzen können daraus resultieren, aber auch Blasen- und Vaginalentzündungen. Die schulmedizinisch-gynäkologischen Vorsorgeuntersuchungen sind in diesen Fällen meist unauffällig. Ursache sind die weiblichen Geschlechtsorgane, die auf Grund ihrer Aufgaben hoch mobil und flexibel konstruiert sind, dadurch aber auch eine besondere Anfälligkeit für Gewebefehlspannungen aufweisen. Die Gebärmutter beispielsweise ist über Bänder und Bauchfellanheftungen mit den Beckenknochen verbunden. Diese können daher direkt die Stellung und Funktion der Gebärmutter beeinflussen.

Weiterhin kann eine Entbindung auf Grund der großen körperli-

Hormonzyklus und spezieller Aufbau der weiblichen Organe lassen oftmals osteopathisch behandelbare Funktionsstörungen entstehen.

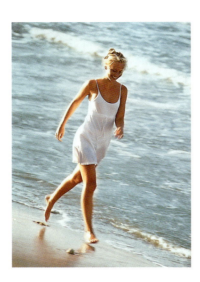

chen Umstellung Anlass zu diversen Beschwerden geben. Oft kann es von großem Vorteil sein, schwangere Frauen vor und besonders nach der Entbindung osteopathisch zu behandeln. Eine weitere große Umstellung des Hormonhaushaltes ist der Übergang in die Wechseljahre, wobei ebenfalls vielfältige Symptome auftreten. Die Änderung der Hormonverteilung kann mit dem Aufbau von Gewebespannungen einhergehen, die die Eigenregulationskräfte nicht mehr greifen lassen. Oft haben sich die Folgen ungesunder Lebensweisen angehäuft, die dann die im Umstellungsprozess so wichtigen körperlichen Reserven aufgebraucht haben. Viele Probleme, wie Blasenschwäche mit leichtem Urinabgang, an der auch Frauen schon in jüngeren Jahren leiden, werden aus unnötigem Schamgefühl verborgen, obgleich die Osteopathie oft wirkungsvolle Hilfe bieten könnte.

Osteopathie bei Männern

Männer haben im Vergleich zu Frauen einen anderen Aufbau der Geschlechts- und Harn ableitenden Organe, der aber nicht weniger Probleme aufweist.

● Sexuelle Fehlfunktionen und Prostatabeschwerden häufen sich mit zunehmendem Alter. Beruhen diese Beschwerden auf Funktionsstörungen, wie Beckenfehlstellungen, erhöhtem Tonus der Lenden-Becken- und Beckenbodenmuskulatur, könnte in vielen Fällen eine frühzeitige osteopathische Behandlung wirksame Abhilfe oder Linderung schaffen.

● In unterschiedlichem Ausmaß werden bei beiden Geschlechtern familiäre und berufliche Konfliktsituationen oft mit einem erhöhten Aktivitäts- und Stressniveau beantwortet. In weiterer Folge können sich die Gewebespannung und der Muskeltonus immer mehr erhöhen, woraus Fehlstellungen, Ungleichgewichte und Flüssigkeitsstauungen mit Verschlechterung der Zellernährung resultieren.

PRAXIS
Ihre Therapie   59

Häufige Beschwerdenbilder bei Frauen und Männern

- Kopfschmerzen, Migräne, Nackenbeschwerden, Schiefhals, Rückenschmerzen, Hexenschuss, chronische Gelenkerkrankungen
- Sportunfälle
- Hörsturz, Ohrgeräusche (Tinnitus)
- Verdauungsbeschwerden
- Sexuelle Fehlfunktionen
- Nervosität, Angespanntheit, Schlafstörungen
- Wechseljahrebeschwerden, Hormonstörungen
- Kreislaufstörungen, vermehrtes Schwitzen, Hormonstörungen
- Menstruationsbeschwerden, Blasenschwäche
- Prostataleiden

Tendenziell versuchen Männer kleinere Probleme zu kompensieren, indem sie andere Aktivitäten erhöhen. Frauen besitzen einen problembezogeneren Ansatz.

Während bei Frauen Schulter-Nacken-Beschwerden vorherrschen, finden sich bei Männern gehäuft Lendenwirbelsäulenschmerzen.

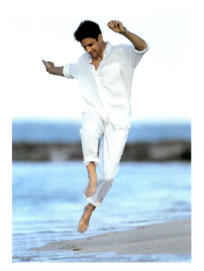

Wann sollte nicht osteopathisch behandelt werden?

Akute Entzündungen und Unfälle, Tumoren, andere schwere Erkrankungen oder psychische und psychiatrische Fälle gehören zuerst in die Obhut eines Schulmediziners. Auf dessen Diagnosestellung und Therapieerörterung sollte nicht verzichtet werden. Regelrechte Therapieausschlüsse gibt es bei Berücksichtigung dieser Voraussetzungen bei der Osteopathie nicht. Oftmals kann die Osteopathie aber, wenn Körperstruktur zerstört ist oder schwere Veränderungen körperlicher Funktionen vorliegen, neben anderen notwendigen Therapien begleitend eingesetzt werden.

Obwohl sich anteilsmäßig immer noch mehr Frauen osteopathisch behandeln lassen, ist in der letzten Zeit auch bei Männern eine vermehrte Hinwendung zum eigenen Körper festzustellen

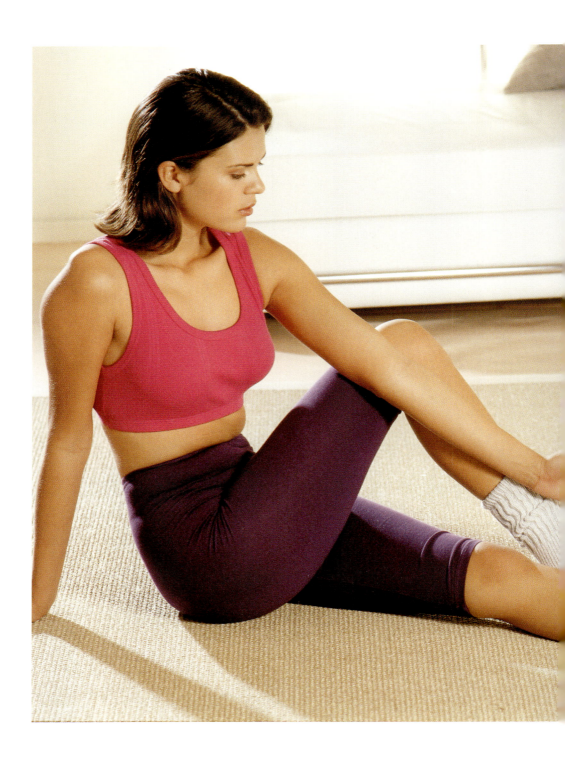

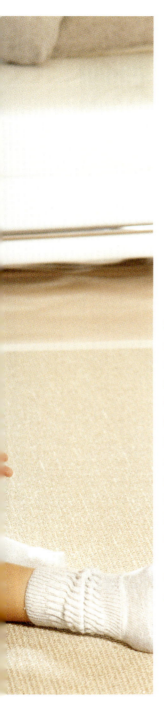

Das osteopathische Selbstbehandlungsprogramm

Um uns gesund zu erhalten, die Gewebestrukturen geschmeidig und beweglich zu machen und den Flüssigkeitsstrom im Körper ungehindert fließen zu lassen, sollten wir die Eigen- und Partnerübungen regelmäßig ausüben.
Insbesondere bei Beschwerden können wir die Selbstheilungskräfte durch Ausführung des Übungsprogramms aktivieren. Die Behandlung durch einen Osteopathen kann dadurch allerdings nicht ersetzt werden.

Aktivierung der Selbstheilungskräfte

Die Osteopathie ist eine offene, individuelle Behandlungsmethode, die jedem Osteopathen erlaubt, ein eigenständiges Übungsprogramm für seine Patienten zu entwickeln

Übungen als gesundheitserhaltendes und gesundheitsförderndes Mittel haben eine jahrtausendealte Tradition und werden in vielen Heilverfahren angewandt. Einige der nachfolgenden Übungen mögen Ihnen deshalb bekannt vorkommen. Sie können Elemente der Physiotherapie, der chinesischen, tibetischen und indischen Medizin enthalten.
Natürlich haben die Osteopathen das Rad nicht neu erfunden, aber sie haben die Übungen in vielen Bereichen verbessert und vor allen Dingen auf das osteopathische Konzept abgestimmt. Die Eigenregulationskräfte sollen die gestörte Körperbalance im Sinne der osteopathischen Philosophie wiederherstellen.
Genau daraufhin sind die Übungen ausgerichtet. Wenn Sie das Rad, das Ihr Leben bewegt, rund und fließend gestalten wollen, so dass Sie auch in Zukunft gesund und energiegeladen durch das Leben kommen, sollten Sie diese Übungen regelmäßig ausführen.
Dr. Still hat keine Unterlagen über seine Techniken hinterlassen, auch keine Selbstbehandlungsübungen beschrieben. Im Verlauf von mehr als einem Jahrhundert haben die Therapeuten die Osteopathie aber um viele Techniken und Übungen bereichert. Die Osteopathie ist kein starres, festgeschriebenes System, sondern eine offene Behandlungsmethode, die auf der ungestörten Gewebefunktion aufbaut. Daher werden immer wieder neue Techniken und Übungen entwickelt werden.
Jeder Osteopath wird Übungen und Selbstbehandlungsprogramme in unterschiedlichem Ausmaß einsetzen. Dies liegt an den unterschiedlichen Ausbildungsgängen der Osteopathen und den verschiedenen Traditionen in den diversen Ausbildungsländern. In

TIPP!
Zu den Übungen sollten Sie eine lockere, legere Kleidung tragen, in der Sie sich wohl fühlen.
Die Übungen selber können auf dem Boden ausgeführt werden, die Atem-, Lymph- und Partnerübungen auch auf einer Liege oder Couch. Auf dem Boden ist als Unterlage eine Decke oder Gymnastikmatte empfehlenswert, für den Kopf ein Kissen.

Amerika haben Übungen, die von den Patienten selbsttätig durchgeführt werden, eine weite Verbreitung.

Neben den von uns im Folgenden beschriebenen gibt es eine Fülle weiterer Übungen, die ebenso eine positive Wirkung auf den Körper entfalten.

Was Sie zuvor wissen sollten

Möglicherweise haben Sie sich unter Selbstbehandlungsprogramm etwas anderes vorgestellt. Etwa: Gegen Rückenschmerz hilft Übung 1 und 2, bei Kopfschmerz Übung 3 und 4.

● Warum kann das in der osteopathischen Philosophie nicht funktionieren? Gegen den Rückenschmerz gibt es eben nicht nur die eine Therapie, denn die Ursache kann so vielfältig wie der Mensch selber sein. Der Osteopath ist in der Lage, unter vielen möglichen Störungen diejenige herauszufinden, die als Ursache des Symptoms Rückenschmerz in Frage kommt.

● Warum dann überhaupt ein Selbstbehandlungsprogramm? Die Osteopathie versteht sich nicht als Heilsystem, sondern als Therapie, die die Eigenregulationskräfte anstößt. Ihr Problem mag so komplex und schwierig sein, dass es der geschulten Hände des Osteopathen bedarf, der das Gewebe wieder ins Gleichgewicht bringt. Aber es ist auch möglich, dass Ihr Körper nur geringe Anstoßkräfte benötigt, um Ihre körpereigenen Selbstheilungskräfte zu aktivieren. Übungen, die nicht auf Ihr Problem ausgerichtet sein müssen, sondern die das Ihrem Körper innewohnende Eigenregulationssystem ansprechen.

Dadurch richtet sich Ihr Körpergleichgewicht neu aus, die Körper-Geist-Seele-Balance kann wiederhergestellt werden. Und Sie betreiben eine ideale Vorbeugung, machen Ihren Körper widerstandsfähiger gegenüber krankhaften Einflüssen.

Halten Sie sich immer eine wichtige Regel der Lebensaktivität vor Augen: Schwache Reize entfachen die Lebenstätigkeit, mittelstarke fördern sie, starke bis stärkste Reize können sie hemmen oder gar aufheben.

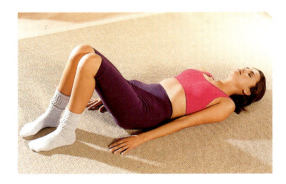

Kommen Sie zur Ruhe, und entspannen Sie sich als mentale Einstimmung auf die folgenden Übungen.

Das heißt, dass nicht die Intensität (also hart und lang üben), sondern die Regelmäßigkeit entscheidend ist. Leichte Übungsreize, diese aber regelmäßig ausgeführt, sind die Basis eines gesunden Lebens.

Neben den allgemeinen Übungen gibt es für spezielle Probleme natürlich auch ausgewählte Übungen, die Ihnen Ihr Osteopath demonstrieren und als Hausaufgabe mitgeben kann.

Die Grundübungen

Das osteopathische Selbstbehandlungsprogramm basiert einerseits auf der Stabilität des Rumpfes (den drei Säulen der Stabilität). Die Wirbelsäule, unser so genanntes Achsenorgan, bedarf der größtmöglichen Ausbalancierung. Voraussetzung hierfür ist eine reibungslos funktionierende Muskulatur.

Andererseits kann die Muskulatur eine maximale Stabilisierung nur entfalten, wenn eine Dehnfähigkeit von Armen und Beinen gegeben ist; diese ist für jeden Menschen individuell unterschiedlich. Das fein regulierte Zusammenspiel der Muskeln, Knochen, Bindegewebshüllen und der Gefäß-Nerven-Bündel stellt eine notwendige Voraussetzung dar.

Ein Vergleich mit einem Segelschiff, das im Wind zur Seite geneigt über das Wasser gleitet, soll Ihnen das verdeutlichen. Während die dem Wind zugeneigte Seite Druckkräfte aufnehmen muss, ist die dem Wind abgeneigte Seite großen Dehnkräften ausgesetzt. Dem Segel entsprechen in unserem Vergleich die Arme und Beine, die für die eigentliche Fortbewegung sorgen. Die Taue sind als Binde- und Stützgewebe zu sehen, die Kräfte aufnehmen und weitergeben. Sie müssen zugleich elastisch und straff sein, um das Segel optimal zu unterstützen. Der Mast kann mit unserer Wirbelsäule verglichen werden. Sie wirkt als Pufferzone und kann viele Kräfte, also kleinere Probleme, ausgleichen, wenn sie elastisch genug ist. Neigt sich die Flexibilität unseres Mastes allerdings dem Ende entgegen, müssen Kräfte an die Taue weiterge-

Die Grundübungen beinhalten die Körperstabilisierung, die Körpermobilisierung und die Kernübungen

Die Grund- und Aufbauübungen
- betreffen die Körperstabilisierung und Mobilisierung;
- aktivieren das craniosacrale und lymphatische System;
- können das bindegewebige Gleichgewicht wieder ins Lot bringen;
- reaktivieren Flüssigkeitsströme und Organbewegungen.

PRAXIS
Die Grundübungen
65

> **WICHTIG**
>
> Das Selbstbehandlungsprogramm wird Ihre Selbstheilungskräfte aktivieren und einfache Körperstörungen beseitigen. Die osteopathische Philosophie überträgt Ihnen als Mensch und Patienten Verantwortung für Ihren Körper. Nur dann können alle Kräfte optimal funktionieren. Ihr Körper wird es Ihnen danken – oder bei Vernachlässigung Schaden nehmen. Diese Verantwortung für Ihren Körper und den aktiven Einsatz (Ihre Persönlichkeit und Ihr Körper sind eine untrennbare Einheit) kann Ihnen niemand abnehmen. Insofern sollten Aktivität, Bewegung und Übungsprogramme zu Ihrer alltäglichen Routine gehören.
>
> Das Selbstbehandlungsprogramm kann den Besuch beim Osteopathen nicht ersetzen. Der Osteopath greift ein, wenn Sie nicht mehr zurechtkommen und Hilfe benötigen. Bei solchen speziellen Problemen muss er dann Ihren Körper neu ausrichten, damit die Selbstheilungskräfte überhaupt wieder greifen können.
>
> Der Osteopath kann aber auch schon früher tätig werden, um Funktionsstörungen zu einem Zeitpunkt, an dem Sie noch keine Beschwerden haben, zu beseitigen. So kann die Anhäufung von Problemen frühzeitig vermieden werden.

geben werden. Auf Grund der eingeschränkten Elastizität und Regulierungsmöglichkeit des Gewebes können Überlastungsschäden bis hin zu schweren Krankheiten entstehen.

Nur die Koordination aller Kräfte ermöglicht ein problemloses Fortkommen. Bei fehlender Abstimmung oder fehlendem Zusammenspiel bestimmter Faktoren bricht der Mast, oder das Schiff kentert. Nehmen wir noch das gute Gleitverhalten des Rumpfes im Wasser hinzu. Die Stromlinienform des Rumpfes steht symbolisch für weitere Faktoren, die möglicherweise Ihre Gesundheit beeinträchtigen. Also soziale Beziehungen, Emotionen, Ihr psychischer Zustand, Ernährung, Stress, genetische Voraussetzungen oder erlittene Unfälle. Mit den Grundübungen des Lebens wird die Stabilität des Rumpfes in allen Ebenen trainiert. Die Mobilität, also das an die jeweilige Situation perfekt angepasste Verhalten von Elastizität und Straffheit der bindegewebigen Strukturen, wird durch die Mobilitätsübungen gewährleistet.

PRAXIS
Aktivierung der Selbstheilungskräfte

Die Atmung kann als Mannschaft gesehen werden, die dem Segelboot erst Leben einhaucht und die Steuerung übernimmt. Die Atemübungen (siehe Seite 74) verbessern im übertragenen Sinne die Arbeit der Mannschaft, die das Segelboot bedient.

Die drei Säulen der Stabilität

Diese Übungen stabilisieren die Muskeln, das wird auch Ihr Orthopäde und Physiotherapeut begrüßen. Der Osteopath schätzt diese Übungen zusätzlich, denn als Folge werden die Muskeln kontrahiert, wodurch die verschiedenen Organe ausgepresst werden. Der Blut- und Lymphfluss wird dadurch aktiviert. Der Auspressung und Komprimierung aller Organe folgt eine Phase der Ausdehnung mit Sogeffekt. Das Wirkprinzip erinnert an einen Schwamm: Durch den Rhythmus von Auspressen und Ausdehnen werden Stoffwechselprozesse, wie Abtransport von Schlacken, Reinigung und Revitalisierung des Gefäß- und Fasziensystems sowie vermehrte Zufuhr von Nährstoffen einschließlich Sauerstoff, stimuliert.
Die durch übermäßige Ernährung, Fehlernährung und Bewegungsmangel in ihrer Leistungsfähigkeit eingeschränkten inneren Organe werden durch diese Selbstreinigungsmechanismen in ihrer Funktion gestärkt. Der Körper kann leichter neue Nährstoffe aufnehmen. Im osteopathischen Sinn betreiben Sie mit den Stabilitätsübungen nicht nur eine Muskelkräftigung, sondern vor allem eine Körpervitalisierung.

1. Säule: Das liegende Y

Mit dieser Übung kräftigen Sie die Körperrückseite.

> **TIPP!**
> Den meisten Übungen sind bestimmte Zeiten und Wiederholungen zugeordnet. Sie sind als Anhaltspunkte zu verstehen. Trainierte können die Übungszeit ausdehnen, Untrainierte sollten langsam beginnen und sich nur allmählich an die Vorgaben herantasten.

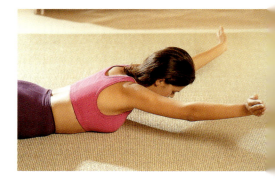

Die Übung »Liegendes Y« dient der Kräftigung der Rückenmuskulatur.

PRAXIS
Die Grundübungen

▶ Sie liegen auf dem Bauch, die Arme sind nach vorn und leicht zur Seite ausgestreckt. Stellen Sie sich bildhaft vor, die Form eines Ypsilons einzunehmen. Die Beine und Füße liegen am Boden. Nun die Arme leicht vom Boden abheben, sie werden nur von der Rückenmuskulatur gehalten. Stellen Sie sich vor, Sie müssten mit Ihren vom Boden abgehobenen Armen und Händen ein Brett von sich wegschieben. Strecken Sie nun abwechselnd das rechte Bein und gleichzeitig die linke Hand in Verlängerung der Körperachse von sich. Atmen Sie dabei ruhig und ständig weiter! Dann die Körperseite wechseln.
🕐 Die Übung jeweils ca. 10 Sekunden in eine Richtung ausführen. Etwa 5 Wiederholungen.

2. Säule: Das seitliche T

Mit dieser Übung kräftigen Sie die jeweils unten liegende Körperseite.

Mit der Übung »Seitliches T« kräftigen Sie die Muskeln der Körperseiten.

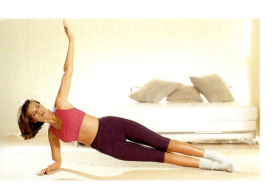

▶ Legen Sie sich seitlich auf den Boden. Stützen Sie sich mit dem Unterarm ab. Der Ellenbogen sollte sich genau unter der Schulter befinden. Der Körper ist gestreckt, so dass Kopf, Oberkörper, Hüfte und Beine genau eine Linie bilden. Wichtig ist hierbei vor allem die gespannte Gesäßmuskulatur und die gestreckte Hüfte. Heben Sie nun das Becken an, bis es sich in einer Linie mit dem Oberkörper befindet. Ihr Körper ruht jetzt nur auf dem Ellenbogen und Unterarm sowie auf den Füßen. Drücken Sie beide Schultern Richtung Boden und Hüfte, achten Sie dabei auf einen stabilen Schultergürtel. Zuletzt strecken Sie Ihren oben liegenden Arm senkrecht nach oben, um das T zu vollenden, und drehen dabei Ihre Handfläche nach außen. Sie werden einen angenehmen Zug im Bereich von Oberarm und Schulter verspüren. Dann die Seite wechseln.
🕐 Je Seite die Übung ca. 10 Sekunden halten; etwa 5-mal wiederholen.

3. Säule: Das aufgestellte L

Mit dieser Übung kräftigen Sie einerseits Ihre Bauchmuskeln und dehnen andererseits Ihre Beinrückseite.
▶ Legen Sie sich auf den Rücken, heben Sie Ihre angewinkel-

ten Beine so weit vom Boden ab, bis sie einen rechten Winkel mit Ihrem Oberkörper bilden. Ziehen Sie nun Ihre Füße Richtung Schienbein. Schieben Sie die Fersen zur Decke und strecken Ihre Knie langsam durch. Atmen Sie bewusst während der Anspannung aus, arbeiten Sie langsam, ruckfrei und ohne Schwung. Die Bauchmuskelspannung sollte während der ganzen Übung gehalten werden. Das anschließende wechselseitige Hochschieben einer Ferse Richtung Decke wird zusätzlich Ihre seitliche Bauchmuskulatur kräftigen.
Variation: Falls Ihre Beinrückseite nicht dehnfähig genug ist, um diese Position einzunehmen, versuchen Sie die Übung mit leicht gebeugten Knien (siehe Foto).

TIPP!
Um Ihre Lendenwirbelsäule nicht schädlich zu belasten, müssen Sie Ihre Beine auf jeden Fall mindestens im rechten Winkel zum Oberkörper halten und vermeiden, dass die Beine Richtung Boden absinken.

🕐 Die Spannung über ca. 10 Sekunden halten; die Übung etwa 5-mal wiederholen.

Die fünf Ebenen der Mobilität

Die folgenden fünf Mobilitätsübungen dienen in Kombination mit dem Stabilitätsprogramm als Grundlage für die osteopathischen Säulen der Gesunderhaltung und der Aktivierung von Vitalitätsvorgängen und Selbstheilungsprozessen.
Nach den Stabilisierungsübungen des Rumpfes müssen die Mobilitätsübungen folgen. Grund hierfür ist die in unserer westlichen Welt vorherrschende einseitige Beanspruchung unserer komplexen Muskulatur. Gleichen wir die zu Verkürzung neigenden Hauptmuskelgruppen des Körpers nicht durch dehnende Übungen aus, so wird die vorher gewonnene Stabilität des Rumpfes wieder verloren gehen.

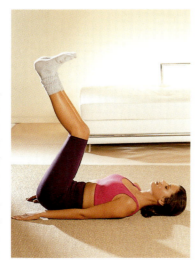

Die Übung »Aufgestelltes L« dient der Streckung der Beinrückseiten und der Kräftigung der Bauchmuskeln.

PRAXIS
Die Grundübungen
69

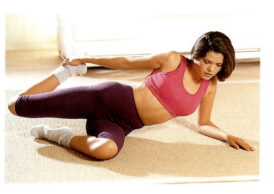

⏱ Die Dehnung auf jeder Seite mindestens 10 Sekunden halten; die Übung 3-mal wiederholen.

2. Ebene: Dehnen der kurzen Beinanziehermuskeln

▶ Setzen Sie sich aufrecht mit gerader Wirbelsäule hin. Ziehen Sie die Beine etwas an, legen Sie Ihre Fußsohlen aneinander, und drücken Sie dann die Knie nach außen und unten.
Drücken Sie mit den Händen die Knieinnenseite sanft, aber nicht federnd nach außen, bis Sie einen angenehmen, nicht schmerzenden Dehnreiz auf der Oberschenkelinnenseite verspüren.
⏱ Halten Sie diese Dehnung mindestens 30 Sekunden lang; die Übung 3-mal wiederholen.

Mit der 1. Mobilitätsübung dehnen Sie die Hüftbeuge- und Kniestreckmuskulatur.

1. Ebene: Dehnen der Hüftbeuge- und Kniestreckmuskulatur

▶ Legen Sie sich auf die Seite, und ziehen Sie das unten liegende Bein so weit an, bis es vor der Hüfte liegt. Auf dem unteren Arm stützen Sie sich ab. Winkeln Sie dann das oben liegende Bein nach hinten ab, und umfassen Sie mit der entsprechenden Hand den Unterschenkel dieses Beines; ziehen Sie dieses nach hinten. Achten Sie dabei darauf, dass Sie Bein und Oberkörper auf gleicher Höhe halten.
Die Oberschenkelvorderseite wird einmal durch das Ziehen des Oberschenkels nach hinten gedehnt, zum anderen sollte eine angedeutete Streckbewegung des Kniegelenks in Richtung Haltehand am Unterschenkel und ein Vorstrecken des Beckens erfolgen (»Langmachen« des Beines). Danach wechseln Sie die Seite.

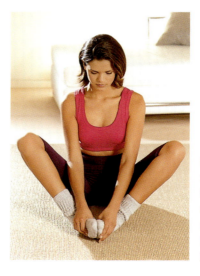

Bei der 2. Mobilitätsübung dehnen Sie die kurzen Beinanziehermuskeln.

PRAXIS

Aktivierung der Selbstheilungskräfte

3. Ebene: Dehnen der Hüftaußendreher

▶ Setzen Sie sich aufrecht auf den Boden. Winkeln Sie das rechte Bein an und stellen es in Kniehöhe seitlich außen neben das linke Bein. Drücken Sie mit Ihrem linken Arm gegen das rechte Kniegelenk nach außen in Richtung linker Schulter. Die Wirbelsäule sollte aufgerichtet bleiben. Sie werden auf der jeweiligen Gesäßseite einen leichten Dehnreiz verspüren. Wechseln Sie dann die Seite.
⏱ Halten Sie die Dehnung jeweils mindestens 30 Sekunden; die Übung 3-mal wiederholen.

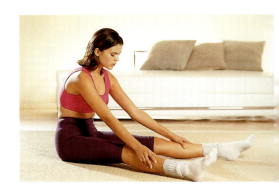

Die 3. Mobilitätsübung dient der Dehnung des Hüftaußendrehers.

4. Ebene: Dehnen der langen Beinanzieher

▶ Setzen Sie sich aufrecht auf den Boden, die Beine liegen ausgestreckt am Boden. Spreizen Sie nun die Beine seitlich symmetrisch so weit wie möglich ab, jedoch nur so weit, wie Ihr Rücken gerade und aufgerichtet bleiben kann.
Sie werden bei dieser Übung einen dehnenden Zug nicht nur auf der Oberschenkelinnenseite oberhalb des Kniegelenks spüren, sondern bis über das Kniegelenk Richtung Unterschenkel.
⏱ Halten Sie diese Dehnung ohne zu federn mindestens 30 Sekunden lang; die Übung 3-mal wiederholen.

Mit der 4. Mobilitätsübung dehnen Sie die langen Beinanzieher.

5. Ebene: Dehnen der Beinrückseite

▶ Legen Sie sich auf den Rücken, die Beine sind ausgestreckt. Winkeln Sie ein Bein ab und umfassen den Oberschenkel knapp oberhalb vom Knie. Ziehen Sie nun den Oberschenkel in Richtung Brust und die Fußspitze Richtung Schienbein. Dann die Ferse langsam Richtung Decke

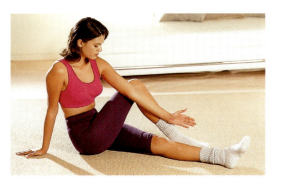

PRAXIS
Die Grundübungen

schieben und das Knie strecken, bis Sie eine Dehnung an der Oberschenkelrückseite spüren. Das andere Bein bleibt dabei gestreckt liegen.
🕐 Halten Sie diese Dehnung ohne zu federn mindestens 30 Sekunden lang; die Übung 3-mal wiederholen.

Die drei Kernübungen

Die beiden folgenden Fließübungen dehnen die gesamten vorderen und hinteren Fasziensysteme und sind damit im osteopathischen Sinn zwei Schlüsselübungen. Wie schon auf Seite 22 beschrieben, stellen die Bindegewebszüge unser Kommunikationssystem im Körper dar, alle zu- und abführenden Gefäße, das periphere Nervensystem, jedes einzelne Organ ist mit Bindegewebe umhüllt, sämtliche Zwischenräume des Körpers sind mit Bindegewebe ausgefüllt. Kein Gefäß steht mit den Zellen in direkter Verbindung, sondern tauscht Nährstoffe, Schlackenstoffe und Informationen durch das zwischengeschaltete Bindegewebe aus. Das Bindegewebe ist Speicher für viele Schlackenstoffe, die der Körper nicht abtransportieren kann, und wirkt als Puffer für die Säurebelastungen.

Das Bindegewebssystem muss beweglich und elastisch sein, um seine wichtigen Funktionen erfüllen zu können. Fehlfunktionen einzelner Organe können durch Einschränkung der Beweglichkeit Zug- und Druckkräfte im Bindegewebe auslösen. Liegt nur eine kleine Störung vor, kann die Selbstregulation durch diese Übungen der Bindegewebemobilisierung aktiviert werden.

Die vordere Fließübung

Dehnung der Körpervorderseite.
▶ Legen Sie sich auf den Bauch und Ihre Hände in Brusthöhe mit den Handflächen auf den Boden. Die Beine sollten bis in die Zehen gestreckt sein, das heißt, der Fußrücken liegt flach auf dem Boden. Stützen Sie sich nun leicht mit den Händen ab und heben den Oberkörper bis zum Brustbein langsam vom Boden weg. Strecken Sie den Kopf nach vorn, die Schultern ziehen Sie nach unten Richtung Füße. He-

Bei der 5. Mobilitätsübung werden die Beinrückseiten gedehnt.

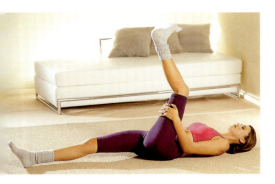

Aktivierung der Selbstheilungskräfte

Mit der vorderen Fließübung werden die Fasziensysteme der Körpervorderseite mobilisiert.

ben Sie den Kopf langsam mit vorgestrecktem Kinn in den Nacken. Bei geschlossenem Mund spüren Sie die Dehnung der Halsfaszien.

Dann heben Sie den Oberkörper weiter ab. Sie werden einen angenehmen Dehnreiz im Bereich des Oberkörpers spüren. Der Bauchnabel sollte die ganze Zeit Kontakt zum Boden haben, in der Lendenwirbelsäule darf kein Schmerz entstehen.

Durch regelmäßiges Üben, verbunden mit ausreichender Bewegung, werden Sie rasch in der Lage sein, den Oberkörper immer weiter in die Höhe zu heben. Entscheidend für diese entspannende und den gesamten vorderen Körperbereich dehnende und drainierende Übung ist, dass Sie währenddessen gleichmäßig tief und ruhig atmen.

🕑 Halten Sie die Dehnung mindestens 7 Sekunden; die Übung 3-mal wiederholen.

Die hintere Fließübung

Dehnung der Körperrückseite.
▶ Gehen Sie in den Vierfüßerstand. Machen Sie einen Katzenbuckel, indem Sie den Rücken möglichst rund gegen den Himmel wölben. Sie werden die Dehnung der Rückenfaszie spüren. Lassen Sie sich anschließend zusammenfallen, und begeben Sie sich in den Päckchensitz, indem Sie Ihre angewinkelten Beine unter Ihre Brust bringen. Der Fußrücken sollte flach auf dem Boden liegen. Den Oberkörper so nah wie möglich an Beine und Boden bringen, den Kopf so weit wie möglich auf die Brust rollen.
🕑 Halten Sie diese Dehnung mindestens 30 Sekunden; die Übung 3-mal wiederholen.

Die Umkehr

Diese Übung mobilisiert den gesamten Körper, insbesondere die

Die hintere Fließübung mobilisiert die Bindegewebesysteme der Körperrückseite.

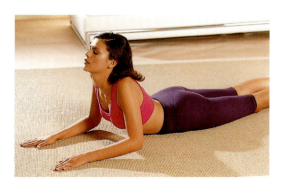
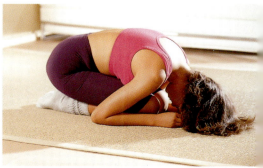

PRAXIS
Die Grundübungen
73

> **WICHTIG**
>
> Bei Beschwerden der Lendenwirbelsäule müssen Sie zuerst mit Ihrem Therapeuten sprechen. Die vordere Fließübung kann und soll gerade in diesen Fällen angewandt werden, allerdings müssen eventuell kleine Änderungen erfolgen, um eine Überlastung der Lendenwirbelsäule zu vermeiden.
> Bei Bandscheibenvorfall müssen Sie auf jeden Fall vorher Rücksprache mit Ihrem Therapeuten halten.

Flüssigkeitssysteme und inneren Organe. Durch unseren aufrechten Gang können die inneren Organe nicht, wie bei Vierfüßern üblich, frei pendeln und sich ständig selber mobilisieren. Beim Menschen liegen die Organe horizontal mit deutlich eingeschränkter Beweglichkeit.
Den Abschluss der Kernübungen, gleichsam die Krönung, stellt die völlige Umkehr des Menschen dar: der Kopfstand. Alle Organe werden optimal bewegt, durchblutet und drainiert.
Trainieren Sie anfangs den Kopfstand zusammen mit einem Partner, der die Beine hält. Lagern Sie Ihren Kopf auf einem weichen Kissen. Sie können sich auch an einer Wand abstützen oder statt des Kopfstands einen Handstand machen.

Variation für Ungeübte: Natürlich kann nicht jeder sofort einen Kopfstand ausführen. Ungeübte sollten deshalb zunächst die folgenden Vorübungen durchführen. Die Vorübung kann den Kopfstand auch ersetzen.

▶ Bilden Sie eine schiefe Ebene, z. B. mittels eines Bretts. Legen Sie sich so darauf, dass die Füße höher als Ihr Kopf liegen. Steigern Sie langsam den Winkel und die Dauer der Lage.

Diese einfach erscheinende Übung kann große Veränderungen in Ihren Körperfunktionen hervorrufen. Versuchen Sie anschließend, auf der schiefen Ebene Ihren Körper in leichte, sanfte

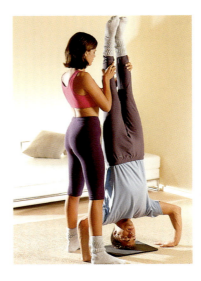

Durch den Kopfstand werden alle Organe optimal bewegt und mobilisiert.

PRAXIS

Aktivierung der Selbstheilungskräfte

Vibrationen und Schwingungen zu versetzen. Die positiven Effekte werden dadurch vervielfacht.

🕒 Steigern Sie sowohl die Dauer der Übung auf der schiefen Ebene als auch den Kopfstand nur langsam. Beginnen Sie mit wenigen Sekunden, die Sie bis zu mehreren Minuten ausbauen können. Eine Minute im Kopfstand ist ausreichend.

Die Aufbauübungen

Die fünf Dimensionen der Atmung

Der Atmung wird in vielen ganzheitlichen Therapien ein besonderer Stellenwert eingeräumt. Für den Osteopathen ist die Atmung wichtig für die Lebensenergie. Die emotionale, spirituelle, seelische und geistige Ebene drückt sich

> **WICHTIG**
>
> Bei Herz-Kreislauf-Erkrankungen oder verändertem Hirndruck sollten Sie mit Ihrem Therapeuten sprechen, bevor Sie die Umkehrübung durchführen. Bei Schwindelerscheinungen oder anderen Symptomen müssen Sie vor Weiterführung der Übung ebenfalls mit Ihrem Therapeuten sprechen.

> **TIPP!**
>
> Legen Sie bei der Umkehrübung/Variation nur die Beine höher, bewirken Sie ein Abknicken in der Hüfte, wodurch der angestrebte freie Fluss der Körpersäfte beeinträchtigt würde. Zudem wollen wir gerade eine Lageumkehrung der inneren Organe erreichen.

auch über die Atmung aus, entsprechend können über die Atmung die angesprochenen Ebenen erreicht werden. Der Osteopath wird in seinen Behandlungen immer ein besonderes Augenmerk auf Gewebeungleichgewichte im Bereich der Lungen, des Brustkorbs einschließlich seiner Verbindungen sowie der Atemmuskulatur haben. Mit jedem Atemzug wird Energie auf benachbarte Organe übertragen, ein lebensnotwendiger Rhythmus und Takt erzeugt. Die Atmung schafft die Voraussetzungen für ein ungestörtes Gleitverhalten der Gewebeschichten. Aus diesem Grund sind Atemübungen in Richtung der ausgewählten Organe wichtig für deren Funktion. Wegen der Energiekonzentration in bestimmten Richtungen werden dort der Gasaustausch und

PRAXIS
Die Aufbauübungen

Mit der 1. Atemübung lenken Sie die Energie in die Lungen.

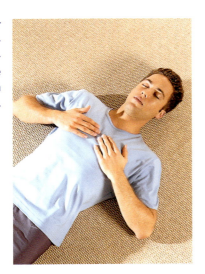

die Blutzirkulation besonders angeregt und die Regionen neu aktiviert. Die Hüllgewebe werden mobilisiert und darin befindliche Schlackenstoffe ausgeschwemmt. Das für den Osteopathen wichtige freie Gleitverhalten, Vorbedingung einer störungsfreien Organfunktion, wird gefördert.

1. Atemübung: Beeinflussung der Lungen

▶ Sie liegen auf dem Rücken, die Beine sind angewinkelt. Beide Hände sanft auf den Brustkorb legen, Ihre linke Hand oberhalb der linken Brust, Ihre rechte Hand oberhalb der rechten Brust. Konzentrieren Sie sich mit geschlossenen Augen auf Ihre ruhige, langsame und tiefe Atmung.

Versuchen Sie, in Richtung Ihrer Hände zu atmen. Sie bewirken eine Energiekonzentration in Ihren Lungen.
🕐 Die Übung etwa 7-mal wiederholen.
Zum Abschluss bringen Sie Ihre Hände in sanfte Vibrationen, die sich fühlbar auf das darunter liegende Gewebe übertragen.

2. Atemübung: Beeinflussung der Leber

▶ Sie liegen auf dem Rücken, die Beine sind angewinkelt. Legen Sie Ihre linke Hand etwas oberhalb des rechten Rippenbogens. Ihre rechte Hand platzieren Sie seitlich unterhalb Ihrer linken Hand. Konzentrieren Sie sich mit geschlossenen Augen auf Ihre ruhi-

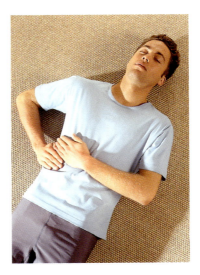

Mit der 2. Atemübung lenken Sie die Energie in die Leber.

Aktivierung der Selbstheilungskräfte

> **TIPP!**
> Diese Übung für das Entgiftungsorgan des Körpers können Sie noch steigern, wenn Sie den Lebermeridian aktivieren. Dazu spannen Sie Ihre Zehen Richtung Nase an und strecken sie wieder weg (Zehenwackeln). Sie bewirken dadurch außerdem eine Lymphdrainage der unteren Extremitäten.

ge, langsame und tiefe Atmung. Versuchen Sie, in Richtung Ihrer Hände zu atmen. Sie bewirken eine Energiekonzentration in Ihrer Leber.
🕐 Die Übung etwa 7-mal wiederholen.
Zum Abschluss bringen Sie Ihre Hände in sanfte Vibrationen, die sich fühlbar auf das darunter liegende Gewebe übertragen.

3. Atemübung: Beeinflussung des Magens

▶ Sie liegen auf dem Rücken, die Beine sind angewinkelt. Legen Sie Ihre linke Hand unter den linken Rippenbogen, der Daumen sollte noch Kontakt mit den knöchernen Rippen haben. Ihre Finger zeigen leicht aufwärts und kommen in der Magengrube, kurz unterhalb des linken Rippenbogens, zu liegen. Die rechte Hand legen Sie über die linke Hand, der rechte kleine Finger kommt neben dem linken Zeigefinger zu liegen.
Konzentrieren Sie sich mit geschlossenen Augen auf Ihre ruhige, langsame und tiefe Atmung. Versuchen Sie, in Richtung Ihrer Hände zu atmen. Sie bewirken eine Energiekonzentration in Ihrem Magen.
🕐 Die Übung etwa 7-mal wiederholen.
Zum Abschluss bringen Sie Ihre Hände in sanfte Vibrationen, die sich fühlbar auf das darunter liegende Gewebe übertragen.
Bei dieser Übung werden neben dem Magen auch die Bauchspeicheldrüse, Teile der Leber, des Dünndarms und Dickdarms beeinflusst.

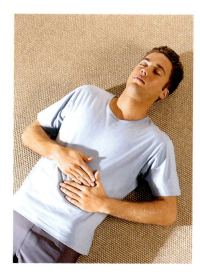

Während der 3. Atemübung wird die Energie in den Magen gelenkt.

PRAXIS
Die Aufbauübungen

Mit der 4. Atemübung beeinflussen Sie Ihre Nieren.

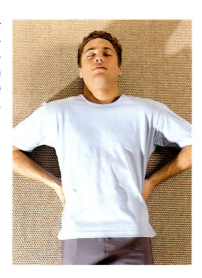

4. Atemübung: Beeinflussung der Nieren

▶ Sie liegen auf dem Rücken, die Beine sind angewinkelt. Legen Sie Ihre Hände unter Ihren Rücken, die Handflächen liegen im Flankenbereich am Ende des knöchernen Rippenbogens. Konzentrieren Sie sich mit geschlossenen Augen auf Ihre ruhige, langsame und tiefe Atmung. Versuchen Sie, in Richtung Ihrer Hände zu atmen. Sie bewirken eine Energiekonzentration in Ihren Nieren.
🕐 Die Übung etwa 7-mal wiederholen.
Zum Abschluss bringen Sie Ihre Hände in sanfte Vibrationen, die sich fühlbar auf das darunter liegende Gewebe übertragen.

5. Atemübung: Beeinflussung des Darms

▶ Sie liegen auf dem Rücken, die Beine sind angewinkelt. Legen Sie beide Hände um den Bauchnabel herum. Zeigefinger und Daumen bilden ein nach unten weisendes Dreieck. Ihre Hände sollten unterhalb des knöchernen Rippenbogens liegen.
Konzentrieren Sie sich mit geschlossenen Augen auf Ihre ruhige, langsame und tiefe Atmung. Versuchen Sie, in Richtung Ihrer Hände zu atmen. Sie bewirken eine Energiekonzentration in Ihrem Darm.
🕐 Die Übung etwa 7-mal wiederholen.
Zum Abschluss bringen Sie Ihre Hände in sanfte Vibrationen,

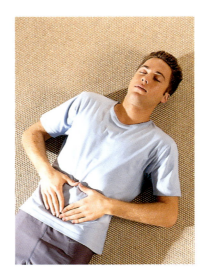

Mit der 5. Atemübung beeinflussen Sie Ihren Darm.

die sich fühlbar auf das darunter liegende Gewebe übertragen. Sie beeinflussen sowohl den Dünndarm als auch den Dickdarm.

Die Übungen für das craniosacrale System

Auf Seite 40 hatten wir kurz den craniosacralen Rhythmus angesprochen. Eine besonders wirkungsvolle Technik stellt die unter Osteopathen CV4 genannte Technik dar. Sie harmonisiert den craniosacralen Rhythmus und beeinflusst die Gewebebeweglichkeit und die Flüssigkeitsbewegungen positiv. Diese Effekte werden hervorgerufen durch eine Kompression des 4. Ventrikels, einer Flüssigkeitskammer und einem der Produktionsorte der Gehirn- und Rückenmarksflüssigkeit.

Die Hinterhauptübung

Eine gute Variante der CV4-Technik für das Selbstübungsprogramm ist die Hinterhaupt- oder Tennisballübung. Sie wird auch von vielen Osteopathen als Eigenübung durchgeführt.
▶ Nehmen Sie zwei Tennisbälle, und binden Sie diese fest in einen Strumpf ein. Die beiden Bälle sollten dicht nebeneinander fixiert werden.

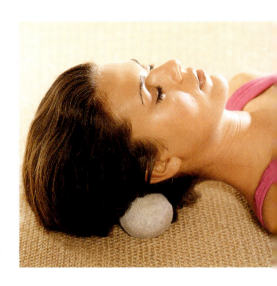

Legen Sie sich auf den Rücken, die Beine sind ausgestreckt. Legen Sie nun die Tennisbälle unter Ihren Hinterkopf.
Die exakte Position am Hinterkopf finden Sie folgendermaßen: Streichen Sie mit Ihrer Hand den Nacken hoch, bis Sie den leicht fühlbaren Bereich des knöchernen Hinterkopfes (Hinterhauptbein) erreichen. Genau hier, im Bereich des knöchernen Hinterhauptes, sollten Sie rechts und links von der Mittellinie die beiden Tennisbälle platzieren.
Variation: Alternativ können Sie sich auch auf die Handflächen Ihrer in den Fingern verschränkten Hände legen.
Neben der allgemeinen gesundheitsfördernden Wirkung geht

Mit der Hinterhauptübung harmonisieren Sie den craniosacralen Rhythmus.

PRAXIS
Die Aufbauübungen 79

> **WICHTIG**
>
> Die Hinterhauptübung sollte nicht ohne Rat Ihres Therapeuten angewandt werden bei: Kopfverletzungen, stark erhöhtem Blutdruck, erhöhtem Hirndruck sowie Schwangerschaft ab dem sechsten Monat.

von dieser Übung ein besonderer Effekt bei Kopfschmerzen, degenerativen Erkrankungen, akuten und chronischen Schmerzen sowie Fieberzuständen aus.
Es sind noch mehr Selbstbehandlungsübungen am Schädel bekannt, diese sollten Sie sich aber sicherheitshalber von Ihrem Osteopathen demonstrieren lassen, da die unkritische Anwendung unerwünschte Nebenwirkungen hervorrufen könnte.

Die Partnerübungen

Die folgenden Übungen sprechen über das craniosacrale und das lymphatische System den Körper positiv an. Sie harmonisieren, balancieren und schaffen neue Gleichgewichte.
Die Übungen können beruhigen, Stress abbauen, das Immunsystem stärken und bei allen akuten und chronischen Schmerzzuständen eingesetzt werden. Partnerübungen haben in jeder Beziehung einen besonderen gesundheitsfördernden Effekt.

Die Partnermassage

Zunächst soll eine durch und durch osteopathische Technik angesprochen werden, die jedem bekannt sein wird: die Partnermassage. Berührung ist eines der Grundbedürfnisse des Menschen, welches zumeist nur unzureichend abgedeckt wird. Dabei ist das Geben der Massage ebenso bereichernd wie das Massiertwerden, wird doch das feinste Tastorgan des Menschen, die Hand, angesprochen und verfeinert. Nutzen Sie die Chance, so intensiv wie nie den Körper Ihres Partners kennen zu lernen. Versuchen Sie dabei, alle Körperpartien Ihres Partners mit einzubeziehen, insbesondere Hände und Füße. Benutzen Sie Massageöle, experimentieren Sie mit ätherischen Ölen, die Sie vorher anwärmen können. Sie bewirken eine Entspannung der Gewebe und der Sinne.

Mischen Sie 5 Tropfen eines beruhigenden ätherischen Öls, z. B. Muskatellersalbei, mit 1 Esslöffel Jojobaöl und wärmen die Ölmischung vor der Anwendung etwas in der Hand an.

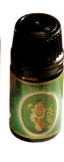

PRAXIS
Aktivierung der Selbstheilungskräfte

Der Begriff »Wiege« bei den Partnerwiegeübungen ist mit Bedacht gewählt, denn nicht nur Babys werden ganz intuitiv mit sanften Wiegebewegungen beruhigt

Die Beckenwiege

▶ Legen Sie sich in Embryohaltung auf die linke Seite. Ihr Partner sitzt hinter Ihnen, seine rechte Hand liegt auf Ihrem Becken, die linke Hand auf Ihrer rechten Schulter-Nacken-Region. Nun leitet Ihr Partner vorsichtig sanfte Schaukelbewegungen nach vorn und hinten ein, indem er abwechselnd Beckenbereich und Schulter-Nacken-Bereich sanft nach unten drückt.
Lassen Sie sich dabei fallen, und verbleiben Sie völlig passiv. Nach ca. 1 Minute sollte Ihr Partner die Wiege langsam ausklingen lassen. Dann legt er seine rechte Hand auf das Kreuzbein und seine linke Hand auf das Hinterhauptbein. Dadurch wird eine tiefe Entspannung des Nervensystems erreicht (siehe Foto).

Die Fußwiege

▶ Legen Sie sich ausgestreckt auf den Boden. Ihr Partner sitzt an Ihrem Fußende, umgreift beide Füße an den Fußsohlen und bringt Ihre Füße in Richtung Ihrer Nasenspitze.
Dann beginnt er sanfte Pumpbewegungen in der Längsachse Ihres Körpers, indem er die Füße vibrationsähnlich in Richtung auf Ihren Kopf und wieder weg führt. Sie sollten die Vibrationen am ganzen Körper einschließlich des Kopfes spüren. Es ist wichtig, diese Bewegungen ganz vorsichtig und sanft auszuführen. Das Körpersystem soll in kleine

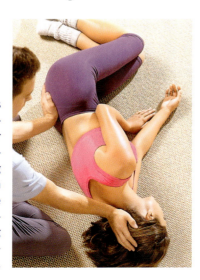

Durch das Ausklingenlassen der Beckenwiege-Übung erreichen Sie eine tiefe Entspannung des Nervensystems.

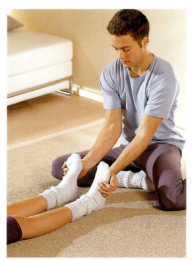

Mit der Fußwiege-Übung aktivieren Sie den Lymphstrom von den Füßen Richtung Kopf.

Die Aufbauübungen

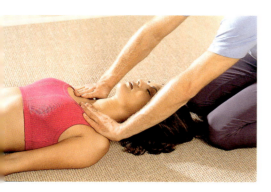
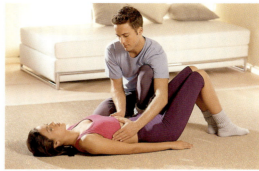

Mit der Schulterwiege-Übung aktivieren Sie den Lymphfluss besonders im oberen Brustkorbeingangsbereich.

Schwingungen geraten, ähnlich einer mit Wasser gefüllten Wanne, in der das Wasser langsam von einer Seite zur anderen schwingt, ohne am Rand überzuschwappen. Auch der Körper Ihres Partners wird in diese harmonischen Schwingungen versetzt.

Die Schulterwiege

▶ Legen Sie sich auf den Rücken. Ihr Partner sitzt oberhalb Ihres Kopfes. Er legt seine flachen Hände auf beide Schulterpartien und führt sanfte Schwingungen in der Körperlängsachse aus, wie bei der Fußwiege-Übung beschrieben.

Die Rippenbogenwiege

▶ Sie liegen auf dem Rücken, Ihr Partner kniet links neben Ihnen und blickt in Richtung Ihres Gesichts. Er legt seine linke Hand über Ihren rechten Rippenbogen und seine rechte Hand über Ihren linken Rippenbogen, jeweils in Verlängerung der rechten und linken Achselfalte. Die Finger zeigen dabei in Richtung Ihres Gesichts. Wiederum führt er sanfte Schwingungen in der Körperlängsachse aus, wie in der Fußwiege-Übung beschrieben.

Die lymphatischen Übungen

Die folgenden Übungen sind gut geeignet, um den Lymphfluss im Körper anzuregen.
Im Körper gibt es mehrere quer verlaufende Bindegewebsplatten, so genannte Diaphragmen, denen neben der Stabilität viele weitere wichtige Funktionen zukommen. Bei Störungen wie einer erhöhten Spannung kann unter anderem der für uns wichtige Flüssigkeitstransport im Bereich der Durchtrittsstellen von Gefäßen behindert werden.

Mit der Rippenbogen-Übung aktivieren Sie den Lymphfluss besonders im Bereich des Zwerchfells.

PRAXIS
Aktivierung der Selbstheilungskräfte

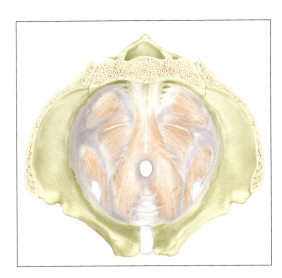

Mit der Beckenboden-Übung regen Sie den Lymphfluss in dieser Region an.

Zu den quer liegenden Diaphragmen gehören der Beckenboden und das Zwerchfell. Dagegen ist der Brustkorbeingangsbereich mit seinen Knochen, Muskelschichten, bindegewebigen Membranen und Organen anatomisch wesentlich komplexer aufgebaut. Die folgenden Übungen können Sie leicht im Bett ausführen.

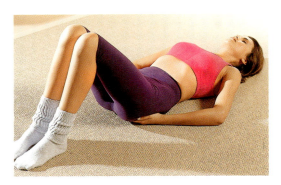

Der Beckenboden

Diese Übung fördert die Lymphdrainage, entspannt und kräftigt den wichtigen Beckenboden.

▶ Sie liegen auf dem Rücken. Beide Beine sind angewinkelt und können ca. zwei Handbreit gespreizt stehen. Mit Ihren beiden Händen spüren Sie rechts und links vom Anus einen knöchernen Vorsprung, den Sitzbeinhöcker. Gehen Sie mit Ihren Fingerspitzen zwischen Sitzbeinhöcker und Anus so weit wie möglich in die Tiefe.

Beim Ausatmen hebt sich das Zwerchfell, wodurch die Luft aus den Lungen gepresst wird. Gleichzeitig wird der Beckenboden nach oben gezogen. Versuchen Sie, beim Ausatmen noch etwas weiter in die Tiefe zu drücken, beim Einatmen, wenn sich der Beckenboden nach unten auf Ihre Hand zubewegt, dagegenzuhalten.

⏱ Die Übung 1- bis 2-mal ca. 30 Sekunden lang durchführen. Anschließend spannen Sie Ihren Beckenboden gegen Ihre Fingerspitzen mehrmals einige Sekunden an. Pressen Sie dabei zunächst wie zum Stuhlgang 3-mal 5 Sekunden nach unten, dann ziehen Sie Ihren Beckenboden ebenfalls 1- bis 2-mal 5 Sekunden nach oben.

Zum Abschluss dynamisieren Sie die Übung mit einer Atemtech-

Der Beckenboden (links) ist eine im Körper quer eingespannte Muskel- und Bindegewebsplatte, die bei Fehlspannungen durchtretende Gefäß- und Nervenstränge in ihren Funktionen beeinträchtigen kann.

PRAXIS
Die Aufbauübungen

> **TIPP!**
> Wenn Ihre Arme lang genug sind, können Sie beide Seiten gleichzeitig behandeln, wenn nicht, führen Sie die Beckenboden-Übung einseitig aus.

nik. Atmen Sie ca. 3-mal tief und ruhig in Richtung auf Ihren Beckenboden: Beim Einatmen drücken Sie den Beckenboden weg von Ihren Lungen, beim Ausatmen ziehen Sie ihn nach oben in Richtung Ihrer Lungen.

Kleines Becken

Diese Übung fördert die Lymphdrainage von Blase, Prostata/Gebärmutter, Enddarm und Darmwurzel.

▶ Sie liegen auf dem Rücken. Beide Beine sind angewinkelt und ca. zwei Handbreit gespreizt. Tasten Sie mit Ihren Fingerspitzen nach Ihrem Schambein im Bereich der Schambeinfuge, und lassen Sie Ihre Finger etwas oberhalb davon im Blasenbereich rechts und links der Schambeinfuge in das Weichteilgewebe einsinken. Üben Sie einen zusätzlichen Gewebezug Richtung Kopf nach oben und seitwärts, also ca. 45 Grad von der Mittellinie weg, aus. Nehmen Sie so tief mit dem Gewebe Kontakt auf, wie es Ihnen schmerzfrei möglich ist.

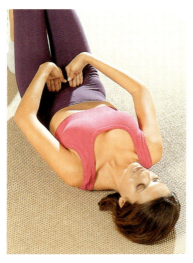

Mit der lymphatischen Übung für das kleine Becken regen Sie den Lymphfluss im Unterbauch an.

🕐 Führen Sie die Übung 1- bis 2-mal ungefähr 30 Sekunden lang durch.
Zum Abschluss dynamisieren Sie die Übung mit einer Atemtechnik. Atmen Sie dazu ca. 3-mal tief und ruhig in Richtung auf Ihre Blase: Beim Einatmen drücken Sie das Gebiet um die Blase von den Lungen weg, beim Ausatmen ziehen Sie das Gebiet um die Blase nach oben in Richtung Ihrer Lungen.

Das Zwerchfell

Die Zwerchfellkuppel bildet zwischen Brust- und Bauchraum eine quer liegende Muskel- und Bindegewebsplatte, durch die alle Gefäße und Nerven treten müssen. Eine Entspannung der Kup-

PRAXIS

Aktivierung der Selbstheilungskräfte

Das Zwerchfell stellt eine quer liegende Muskel- und Bindegewebsplatte zwischen Brust- und Bauchraum dar.

pel und Drainage der Gefäße ist besonders wichtig, um eine ungestörte Gefäß- und Nervenpassage zu gewährleisten. Sie können diese Übung im Sitzen mit leicht vorgebeugtem Oberkörper oder im Liegen mit angewinkelten Beinen durchführen.

▶ Legen Sie Ihre Hände etwas weniger als zwei Handbreiten auseinander so auf den Bauch, dass Ihre Fingerspitzen oberhalb des Bauchnabels liegen. Drücken Sie mit den Fingerspitzen in die Magengrube, und bewegen Sie die Fingerspitzen der rechten Hand nach rechts, die der linken Hand nach links, bis Sie an den knöchernen Rand des Rippenbogens treffen.

Gehen Sie dann mit Ihren Fingerspitzen in die Tiefe unter den Rippenbogen, und bewegen Sie das Zwerchfellgewebe Richtung Kopf. Beim Einatmen drücken Sie gegen das nach unten tretende Zwerchfell, beim Ausatmen versuchen Sie, mit Ihren Fingern so weit wie möglich einzusinken.

🕐 Führen Sie die Übung 1- bis 2-mal ca. 30 Sekunden lang durch.

Zum Abschluss dynamisieren Sie die Zwerchfell-Übung mit einer Atemtechnik. Atmen Sie dazu ca. 3 mal tief und ruhig in den Bauch hinein.

Die Lymphstrommündung

In der Lymphstrommündung, den so genannten Venenwinkeln, entleeren sich die Lymphbahnen von Kopf, Armen, Bauchraum

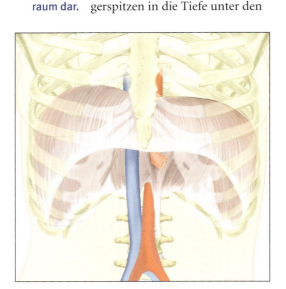

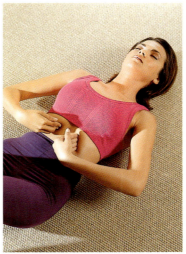

Mit dieser Übung erreichen Sie Entspannung des Zwerchfells und in weiterer Folge Besserung des Lymph- und Blutflusses.

PRAXIS
Die Aufbauübungen
85

Im Venenwinkel wird der Lymphstrom in das venöse Blutgefäßsystem überführt. Die Lymphstrommündung gehört zu den Diaphragmen (Scheidewände) des oberen Brustkorbeingangsbereichs.

und Beinen in die Venenwinkel und führen die Lymphe zurück in den Blutstrom.
Der linke Venenwinkel nimmt die gesamte Lymphe von Bauch und Beinen auf. Er liegt oberhalb des linken Schlüsselbeins.
Die Lymphstrommündungsübung sollten Sie im Liegen durchführen. Beginnen Sie mit der linken Seite.
▶ Legen Sie Ihren rechten Mittelfinger über den rechten Zeigefinger, dann legen Sie Ihren Zeigefinger flach mit seiner ganzen Länge in die Grube oberhalb des Schlüsselbeins. Nun drücken Sie an dieser Stelle behutsam Ihren flachen Finger in die Tiefe und leicht fußwärts.
Auf der rechten Seite gehen Sie entsprechend vor.

🕑 Die Übung je Seite 1-mal ca. 30 Sekunden durchführen.
Zum Abschluss dynamisieren Sie die Übung mit einer Atemtechnik. Atmen Sie ca. 3-mal tief und ruhig in die linke und dann rechte Lungenspitze.

Die energetischen Übungen

Die folgenden energetischen Übungen beziehen sich auf das Energieorgan Nummer 1, den Dünndarm, dem wir als Autoren eine ganz besondere Bedeutung beimessen. Viele Leistungsabfälle, eingeschränkte Leistungsfähigkeit und Müdigkeit lassen sich auf Dünndarmstörungen zurückführen. Die Bedeutung des Dünndarms liegt in der Aufnah-

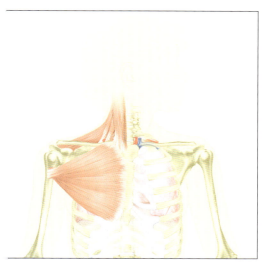

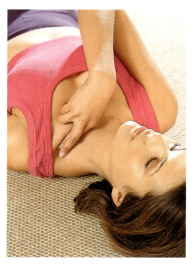

Mit dieser Übung erreichen Sie Entspannung der muskulären und bindegewebigen Strukturen, die den Lymphstrom im Bereich des Venenwinkels beeinträchtigen.

me und Verwertung der Nahrung. Die Nährstoffe bestimmen die Qualität Ihres »Benzins« (minderwertige Nahrung bedeutet verminderte Leistung) und die Funktionstüchtigkeit Ihres »Motors« (verminderte Dünndarmbewegung und Gleitfähigkeit bedeutet verminderte Funktionsfähigkeit).

Dynamisierung des Dünndarms

Die Übung trainiert die Wirbelsäulen- und Bauchmuskulatur, der dazwischen liegende Dünndarm wird stimuliert und die vordere Bauchwandfaszie gedehnt.

▶ Stützen Sie sich zum Schutz Ihrer Wirbelsäule an einer Stuhllehne mit Ihren Händen ab. Beugen Sie sich abwechselnd nach vorn und nach hinten. Ein Winkel von 20 bis 30 Grad reicht aus.
🕐 Führen Sie diese Bewegungen mindestens 30-mal in jede Richtung durch.

Dünndarmwand-Tuning

▶ Setzen Sie sich aufrecht auf einen Stuhl, lehnen Sie sich dabei nicht an. Heben Sie das linke Bein an, und umfassen Sie mit beiden Händen den linken Unterschenkel in der Mitte. Versuchen Sie ca. 10 Sekunden lang gegen den Widerstand Ihrer Hände das Kniegelenk zu strecken. Achten Sie auf Ihre Atmung: ruhig weiteratmen, nicht pressen. Wechseln Sie dann die Seite.

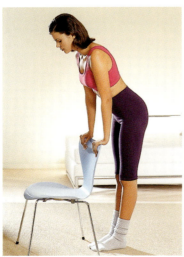

Die Übung bewirkt eine direkte Stimulierung des Dünndarms über Bewegung.

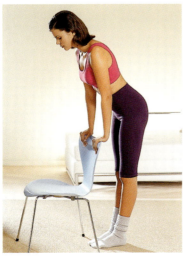

Durch die Übung stimulieren Sie indirekt den Dünndarm über einen Reflexmuskel.

PRAXIS
Die Aufbauübungen

> **TIPP!**
> Auch langsames Joggen, Walken und Treppensteigen stimuliert den Darm und verhilft zu einer verbesserten Funktion in der Aufnahme und Verwertung der Nahrung. Bewegungsarmut und langes Sitzen ist der Feind des Darms.

Durch die Aktivierung der Kniestrecker und der Bauchmuskulatur werden die Dünndarmfunktionen aktiviert.
⏱ Die Übung etwa 10-mal wiederholen.

Die Dünndarm-Reflexpunkte

Im Kapitel zur osteopathischen Behandlung erläuterten wir einige Chapman-Punkte (siehe Seite 52). Hier sind weitere, die Sie als Therapie bei Dünndarmstörungen verwenden können.
▶ So finden Sie die Punkte: Ausgehend von der Achselfalte fahren Sie mit dem Mittelfinger nach unten, bis Sie ans Ende des knöchernen Brustraums gelangen. Gehen Sie etwa einen Querfinger weiter nach oben, und Sie gelangen in den Zwischenrippenraum (den Raum zwischen zwei benachbarten Rippen). Dort sind die Reflexpunkte lokalisiert. Prüfen Sie die Umgebung auf schmerzhafte Punkte.

Gehen Sie dann jeweils ca. zwei Querfinger weiter nach oben und innen Richtung Körperlängsachse, dort liegen zwei weitere Punkte im Zwischenrippenraum.
Am einfachsten und sehr praktisch ist das Abtasten des unteren Brustkorbs auf der Suche nach schmerzhaften Punkten, die zwischen zwei Rippen liegen, von der vorderen Achsellinie ausgehend in Richtung Bauchnabellinie.
⏱ Wenn Sie einen schmerzhaften Punkt entdeckt haben, drücken Sie diesen mit einem Finger jeweils ca. 30 Sekunden mit deutlichem Druck zuerst im Uhrzeigersinn, dann entgegen dem Uhrzeigersinn. Diese Behandlung führen Sie so lange täglich durch, bis die Schmerzhaftigkeit der Punkte deutlich nachlässt.

Die direkte Stimulierung druckempfindlicher Dünndarm-Reflexpunkte erreichen Sie mit dieser Übung.

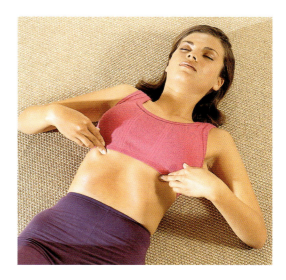

Der osteopathische Fragebogen

So oder ähnlich könnte der Fragebogen aussehen, den Sie bei Ihrem Osteopathen vorgelegt bekommen. Die Fragen müssen nur insoweit beantwortet werden, wie Sie dazu in der Lage sind.
Dieses Beispiel soll Ihnen verdeutlichen, was Ihren Osteopathen interessieren könnte. Und es soll Sie zum Nachdenken über Ihre Beschwerden und Ihre Krankenvorgeschichte anregen.

Fragen zu Ihrer Geburt:
- Sind Sie auf natürlichem Weg oder per Kaiserschnitt geboren worden?
- War Ihre Geburt schwer oder hat sie länger als normal gedauert?
- Wurden bei Ihrer Geburt Hilfsmittel wie Saugglocke oder Zange verwendet?
- Hatte Ihre Mutter während der Schwangerschaft gesundheitliche Probleme?

Fragen zu Operationen:
- Wurden Sie bereits operiert?
- Gab es Komplikationen, nachfolgende Beschwerden?
- Zeichnen Sie bitte Narben auf der beiliegenden Zeichnung ein.
- Welche Narkoseform hatten Sie? Vollnarkose ( ), Teilnarkose ( ), Rückenmarksnarkose ( )?

Allgemeine Fragen:
- Hatten Sie Unfälle oder Stürze (Verkehrsunfälle, Stürze auch geringerer Schwere, besonders Kopfanpralltraumen)?
- Haben Sie Probleme beim Wasserlassen, wie Schmerzen, häufige Frequenz? Blasen- oder Nierenentzündungen?
- Haben Sie Probleme beim Stuhlgang, wie Verstopfung, Durchfall, Blutbeimengungen?
- Gehen Sie regelmäßig zu Krebsvorsorgeuntersuchungen?
- Leiden Sie unter Schlafstörungen ( ), Konzentrationsschwäche ( ), Gereiztheit ( ), Leistungsabfall ( ), Angstgefühlen ( ), Stimmungsschwankungen ( ), Überforderung ( ), Unruhe ( )?

Zusätzliche Fragen an Frauen:
- Betreiben Sie Empfängnisverhütung?
- Leiden Sie unter Menstruationsbeschwerden?
- Hatten Sie Entbindungen?
- Welche Art der Entbindung kam zur Anwendung?
- Gab es Komplikationen während der Schwangerschaft, Entbindung oder nach der Geburt?
- Leiden Sie unter Wechseljahrebeschwerden?

Fragen zur Familie:
- Gibt es in Ihrer Familie besondere Erkrankungen, Erbkrankheiten oder Ähnliches?

Der osteopathische Fragebogen

Fragen zu anderen Erkrankungen:
- Sind bei Ihnen folgende Erkrankungen oder Leiden bekannt? Hoher Blutdruck ( ), niedriger Blutdruck ( ), Zuckerkrankheit ( ), Fettstoffwechselstörung ( ), Gicht ( ), Gefäßerkrankung ( ), Blutungskrankheit ( ), Allergie oder Unverträglichkeit ( ), wenn ja, wogegen?
- Sind bei Ihnen Störungen oder Erkrankungen folgender Körpersysteme bekannt? Herz ( ), Lunge ( ), Magen-Darm-Trakt ( ), Bauchspeicheldrüse ( ), Leber/Galle ( ), Nieren ( ), Blase ( ), Prostata ( ), Gebärmutter ( ), Nervensystem ( ).
- Leiden Sie unter Durchblutungsstörungen?
- Nehmen Sie regelmäßig Medikamente, Hormone, Vitamine oder andere Substanzen ein?

Zu Ihren aktuellen Beschwerden:
- Wo haben Sie Beschwerden? Markieren Sie den Ort Ihrer Beschwerden auf der Zeichnung.
- Schätzen Sie bitte Ihre gegenwärtige Schmerzempfindung auf einer Skala von 0 Prozent (keine Schmerzen) bis 100 Prozent (stärkste Schmerzen) ein.
- Seit wann haben Sie die Beschwerden?
- Haben sich die Schmerzen seitdem verändert? Wenn ja, inwiefern?
- Bewusst registrieren Sie die Schmerzen selten ( ), gelegentlich ( ), häufig ( ), immer ( ), bei Ruhe ( ), bei Belastung ( ), zu welcher Tageszeit ( ), in welcher Körperlage ( ), anders ( )?
- Gibt es Faktoren, die Ihre Beschwerden verbessern oder verschlimmern? Z. B. Bewegung ( ), Ruhe ( ), Wärme ( ), Kälte ( ), anders ( )?
- Wodurch werden die Beschwerden ausgelöst oder verändert? Sitzen ( ), Liegen ( ), Laufen ( ), Stehen ( ), Bücken ( ), Aufrichten ( ), Drehen ( ), Heben ( ), Tragen ( ), Husten ( ), Pressen ( ), anders ( )?
- Welchen Charakter haben Ihre Beschwerden? Stechend ( ), ziehend ( ), schneidend ( ), reißend ( ), bohrend ( ), brennend ( ), krampfartig ( ), dumpf ( )?
- Sind Ihre Beschwerden von Wind, Wetter, Kälte, Wärme, Klima abhängig?
- Haben Sie Lähmungserscheinungen, Schwächegefühl, Koordinationsstörungen, Taubheitsgefühl, Ameisenlaufen oder Kribbeln, Brennen, Überempfindlichkeit eines Hautareals oder Körperteils bemerkt?
- Mit welchen Verfahren sind Sie bislang behandelt worden?
- Hat sich Ihr Leben durch Ihre Beschwerden bereits irgendwie verändert?
- Treiben Sie Sport?

Über Osteopathen, Kassen und Kosten

Wer darf sich Osteopath nennen?

Der Begriff Osteopath ist in Deutschland nicht gesetzlich geschützt. Dieser für Patienten verwirrende Umstand resultiert aus fehlenden gesetzlich anerkannten Ausbildungsvorschriften. Jeder Arzt, Heilpraktiker oder Physiotherapeut könnte sich nach einem Wochenendkurs oder Lesen eines Buches Osteopath nennen. Aber es gibt für Patienten Auswege aus diesem unbefriedigenden Zustand. Man sollte sich an Therapeuten halten, die anerkannte Ausbildungsgänge und Diplome in Deutschland oder anderen osteopathisch ausbildenden Ländern absolviert haben. Im Anhang sind einige Ausbildungsstellen genannt, die für qualitativ gut ausgebildete Osteopathen sorgen. Diese Institutionen versenden auch Therapeutenlisten.

Wer bildet Osteopathen aus?

In Deutschland bilden verschiedene Institutionen aus, sowohl auf ärztlicher als auch auf nichtärztlicher Seite.

Verschiedene ärztliche Verbände, die Ärzte auch als Manualmediziner und Chirotherapeuten ausbilden, haben sich der osteopathischen Ausbildung angenommen. Voraussetzung ist eine vorherige Qualifikation in Manueller Medizin. Die abzuleistende Stundenzahl und das Abschlussdiplom sind je nach Verband unterschiedlich geregelt.
Folgende Ärzteverbände (siehe Adressen Seite 92) bilden Ärzte in Osteopathie aus:
Deutsch-Amerikanische Akademie für Osteopathie (DAAO),
Europäisch-Amerikanische Akademie für Osteopathie (EAAO),
Deutsche Akademie für Osteopathische Medizin (DAOM), Deutsche Gesellschaft für Osteopathische Medizin (DGOM), Ärztegesellschaft für Manuelle Medizin (ÄMM).
Der Verband der Osteopathen Deutschlands (VOD) nimmt Ausbildungsstätten auf, die zukünftige Osteopathen nach einem geregelten berufsbegleitenden Studium über fünf Jahre mit insgesamt ca. 1300 Stunden ausbilden. Voraussetzung für die Aufnahme ist ein Abschluss als Arzt, Heilpraktiker oder Physiotherapeut.

Über Osteopathen, Kassen und Kosten

Wird die Behandlung von Krankenkassen bezahlt?

Gesetzliche Krankenkassen

Osteopathie hat noch nicht Eingang gefunden in den Leistungskatalog der Krankenkassen und wird somit nicht bezahlt. Allerdings gibt es je nach Großzügigkeit der Kassen Ausnahmefälle, in denen die Behandlung zumindest teilweise übernommen wird. Die Konkurrenzsituation der Kassen untereinander und die zunehmende Hinwendung der Patienten zu ganzheitlichen Heilverfahren kann die Situation in Zukunft allerdings ändern. Nichterstattete Rechnungen können als besondere Aufwendung bei der Steuer berücksichtigt werden.

Private Krankenkassen

Die privaten Krankenkassen schließen im Allgemeinen so genannte alternative Methoden in ihren Leistungskatalog mit ein. Die Leistungen können direkt als Osteopathie bezahlt werden oder über den Weg so genannter Analogziffern im Vergleich mit ähnlichen Behandlungsmethoden zur Abrechnung gelangen. Über die Gebührenordnung der Ärzte (GOÄ) ist in der Regel eine problemlose Abrechnung möglich.

Dauer und Kosten einer Behandlung

Leider kann man weder für Dauer noch Kosten der Behandlung feste Größen angeben, da die therapeutischen Erfordernisse und die Ausbildungsstände der Therapeuten zu unterschiedlich und nicht vergleichbar sind. So kann eine osteopathische Sitzung 20 bis 60 Minuten in Anspruch nehmen, sie kann aber je nach Erfordernis auch kürzer oder noch länger sein.

Die Kosten für Patienten gesetzlicher Krankenkassen, die eine Behandlung zumeist selber tragen müssen, können zwischen 100 und 250 Mark (zwischen 50 und 130 Euro) schwanken – je nach Status und Ausbildungsstand des Therapeuten. Der Therapeut sollte eine durchsichtige Kostenstruktur haben und dem Patienten seine Ausbildung und Legitimation ungefragt mitteilen.

Adressen von Osteopathen erfahren Sie bei den auf Seite 92 aufgeführten Verbänden.

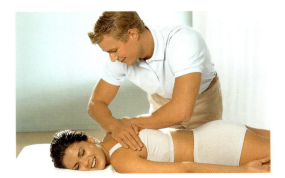

Osteopathische Verbände, die dieses Buch empfehlen

Deutschland

Deutsch-Amerikanische
Akademie für Osteopathie
(DAOM)
Riedstraße 5,
D-88316 Isny-Neutrauchburg
Tel.: 0 75 62/9 71 80,
Fax: 0 75 62/97 18 22
Info@aerzteseminar-mwe.de;
www.aerzteseminar-mwe

Deutsche Akademie für
Osteopathische Medizin
(DAOM)
Caldenhofer Weg 27,
D-59065 Hamm
Tel.: 0 23 81/43 63 65,
Fax: 0 23 81/43 63 64

Europäisch-Amerikanische
Akademie für Osteopathie
(EAAO)
Dornierstraße 2,
D-86343 Königsbrunn
Fax: 0 82 31/96 92 53

Verband der Osteopathen
Deutschland e. V.
Untere Albrechtstraße 5,
D-65185 Wiesbaden
Tel.: 06 11/9 10 36 61,
Fax: 06 11/91 03 62
www.osteopathie.de

Österreich

Österreichische Ärztegesellschaft für Manuelle Medizin
Speisingerstraße 109,
A-1134 Wien
Tel.: 01/80 18 25 33,
Fax: 01/80 18 25 38

Österreichische
Arbeitsgemeinschaft für
Manuelle Medizin
Wagner-Janregg-Platz 1,
A-8053 Graz
Tel.: 03 16/29 55 01.6 24,
Fax: 03 16/29 14 91.5 88

Österreichische Gesellschaft
für Osteopathie
Pappenheimgasse 10–16/3/9,
A-1200 Wien
Tel.: 01/3 30 83 81,
Fax: 01/3 33 83 40,
www.oego.org

Schweiz

Schweizerische
Ärztegesellschaft für
Manuelle Medizin (SÄMM)
Renggerstraße 71,
CH-8038 Zürich
Tel.: 01/4 87 40 04,
Fax: 01/4 87 40 19
samm@gmx.net;
www.samm.ch

Schweizer Register der
Osteopathen
Bahnhofstraße 54,
CH-8022 Zürich
Tel.: 01/2 12 77 77,
Fax: 01/2 12 77 78
jsigerist@bluewin.ch;
www.osteopathy.ch

Zum Nachschlagen

Adressen, die weiterhelfen

Dr. Siegbert Tempelhof
- Revital-Therapiezentrum Dornierstraße 2, D-86343 Königsbrunn Tel.: 07 00/67 83 67 28 (OSTEOPATHIE) www.dr-tempelhof.de; dr-tempelhof@t-online.de
- Privatpraxis für Osteopathie (Hannover) Tel.: 05 11/8 48 69 61, Fax: 05 11/8 48 69 37

Dr. Johannes R. Weingart
Zwinggasse 3,
D-87700 Memmingen
Tel.: 0 83 31/ 9 25 81 58,
Fax: 0 83 31/ 9 25 81 57
Cumulusjw@aol.com

Zeitschriften, die weiterhelfen

Osteopathische Medizin. Zeitschrift für ganzheitliche Heilverfahren. Urban & Fischer Verlag, Hamburg
Still-Point. Deutsches Journal für Osteopathie. Gebr. Wilke GmbH Druckerei und Verlag, Hamm

Bücher, die weiterhelfen

Chaitow, L.: Osteopathie. Urban & Fischer Verlag, München.
Cloet, E., Ranson, G., Schallier, F.: Praxis der Osteopathie. Hippokrates Verlag, Stuttgart
Grenman, P. E.: Lehrbuch der Osteopathischen Medizin, MVH.
Hartmann, L.: Lehrbuch der Osteopathie. Pflaum Verlag, München.
Liem, Torsten: Kraniosakrale Osteopathie. Hippokrates Verlag, Stuttgart.
Liem, T., Dobler, T. K.: Praxisleitfaden Osteopathie. Urban & Fischer Verlag, München.

Bücher aus dem Gräfe und Unzer Verlag, München:

Huth, A. und W.: Meditation – Begegnung mit der Mitte.
Johnen, W.: Muskelentspannung nach Jacobson.
Langen, Prof. Dr. D.: Autogenes Training.
Oberlack, H.: Tai Ji Quan – Beweglich, entspannt, gelassen.
Schutt, K.: Massagen – Wohltat für Körper und Seele.
Schwarze, M.: Qigong. Gesund durch sanfte Bewegung.
Triebel-Thome, A.: Feldenkrais – Bewegung, ein Weg zum Selbst.
Waesse, H.: Yoga für Anfänger.
Werner, M.: Sanfte Massagen mit ätherischen Ölen.

Sachregister

Akupunktur 54
Atemübungen 74–78
Aufbauübungen 74–87
»Aufgestelltes L« 67–68

Balancierte Band- und Membrantechniken 50–51
Bänder 50
Barral, Jean Pierre 42
Barrieren, Abbau von 25
Beckenboden 48, 82
Beckenboden-Übung 82, 83
Beckenwiege 80
Beeinflussung der Leber 75, 76
Beeinflussung der Lungen 75
Beeinflussung der Nieren 77
Beeinflussung des Darms 77
Beeinflussung des Magens 76
Behandlung 38
    Bezahlung der 91
    Dauer der 91
    Kosten der 91
Betrachtungsweise, osteopathische 20
Bewegung 18
Bindegewebe 20, 22, 23, 39
    als Kommunikationssystem 20, 23
Bindegewebsplatten 48
Brustkorbeingangsbereich 48, 82

Chapman, Dr. 49
Chapman-Punkte 49, 52, 87
Chikly, Dr. Bruno 48
Craniosacrale Techniken 52–53
Craniosacraler Rhythmus 41, 52
Craniosacrales System 38–41
    Übungen für das 78–79
CV4-Technik 78

Dehnen der Beinrückseite 70
Dehnen der Hüftaußendreher 70
Dehnen der Hüftbeuge- und Kniestreckmuskulatur 69
Dehnen der kurzen Beinanziehermuskeln 69
Dehnen der langen Beinanzieher 70
Dialog 34
Diaphragmen 81
Dünndarm 43
Dünndarm-Reflexpunkte 87
Dünndarmwand-Tuning 86
Dynamisierung des Dünndarms 86

Energetische Übungen 85
Energieimpulse setzen 27
Entleerungsphase 35, 41
Entwicklung der Osteopathie 10
Ereignisketten 37
Erstverschlimmerungseffekt 55

Faszien 20, 22, 39, 71
Fingerbeere 17
Flüssigkeitsströme regulieren 28
Form-Funktion-Prinzip 16
Fragebogen, osteopathischer 34, 88
Füllphase 35, 41
Funktion wieder herstellen 27
Fußwiege 80

Ganzheitlichkeit 15, 21, 54
Gebärmutter 35, 36
Gelenk, osteopathisches 21, 22
Gelenkmanipulation 44
Gesundheit 28, 29
Gleitverhalten 23, 42
Grundsätze, osteopathische 16–20
Grundübungen 64–74

Hand, Sinnesleistung der 16
High velocity, low amplitude 44
Hintere Fließübung 72
Hinterhauptübung 78–79
Homöopathie 54
HVLA 44

Impuls 44
Impulstechnik 44–45

Kapillaren 29
Kernübungen 71–74
Kinesiologie 54
Kleines Becken 83
Kommunikationssystem 20, 23
Kopfschmerzen 35, 36
Kopfstand 73
Körperbalance 30
Krankheit 28, 29

Sachregister

»Liegendes Y« 66
Ligamente 50
Littlejohn, John Martin 11
Lymphatische Techniken 48–49
Lymphatische Übungen 81–85
Lymphstrommündung 84
Lymphsystem 48

Mitchell, Dr. Fred L. 46
Mobilitätsübungen 68–71
Motilität 42
Muskel-Energie-Technik 45–46
Myofasziale Lösetechniken 46–47

Nervensystem, Beeinflussung des 49–50
 vegetatives 49
 willkürliches 49
Niere 23–25

Osteopath, Ausbildung 90
Osteopathie bei Frauen 57
 bei Kindern 56
 bei Männern 58
Osteopathie und Schulmedizin 30, 31
Osteopathie, Entwicklung der 10
 Gründung 9
 Name 12
 Philosophie der 12, 14–31
 Wirkungsweise 25–28
Osteopathische Behandlung
 bei welchen Beschwerdenbildern 57, 59
 wann nicht 59
 wie oft 55
Osteopathische Betrachtungsweise 20
Osteopathische Grundsätze 16–20
Osteopathische Prinzipien 14–17
Osteopathische Systeme 38
Osteopathische Techniken 44–54
Osteopathische Therapie 15
Osteopathischer Fragebogen 34, 88
Osteopathisches Denken 35
Osteopathisches Gelenk 21, 22

Parasympathikus 50
Parietales System 38–39
Partnermassage 79
Partnerübungen 79–81
Philosophie der Osteopathie 14–31
Primär respiratorischer Mechanismus 41
Prinzipien, osteopathische 14–17

Reflexpunktanwendungen 51–52
Reflexpunkte 49, 52
Rhythmus 19
Rippenbogenwiege 81

Schnittmodell des Körpers 20, 21
Schulterwiege 81
»Seitliches T« 67
Sekundär respiratorischer Mechanismus 41
Selbstheilungskräfte, Aktivierung der 15, 62
Stabilitätsübungen 66–68
Still, Dr. Andrew Taylor 8, 9, 40
Strain-Counterstrain-Technik 47–48
Sutherland, Dr. 40
Sympathikus 50
Systeme, osteopathische 38

Techniken, osteopathische 44–54
Tennisballübung 78
Therapie 43–59
 osteopathische 15

Umkehrübung 72, 74
Umknickverletzung 36, 37
Untersuchung 38

Viszerale Techniken 53–54
Viszeraler Rhythmus 42
Viszerales System 38–42
Vordere Fließübung 71, 73

Wirkungsweise der Osteopathie 25–28

Zwerchfell 48, 82, 83
Zwerchfell-Übung 83

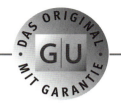

Das Original mit Garantie

Ihre Meinung ist uns wichtig. Deshalb möchten wir Ihre Kritik, gerne aber auch Ihr Lob erfahren. Um als führender Ratgeberverlag für Sie noch besser zu werden. Darum: Schreiben Sie uns! Wir freuen uns auf Ihre Post und wünschen Ihnen viel Spaß mit Ihrem GU-Ratgeber.

Unsere Garantie: Sollte ein GU-Ratgeber einmal einen Fehler enthalten, schicken Sie uns das Buch mit einem kleinen Hinweis und der Quittung innerhalb von sechs Monaten nach dem Kauf zurück. Wir tauschen Ihnen den GU-Ratgeber gegen einen anderen zum gleichen oder ähnlichen Thema um.

Ihr Gräfe und Unzer Verlag
Redaktion Gesundheit
Postfach 86 03 25
81630 München
Fax: 089/4 19 81-113
e-mail: leserservice@graefe-und-unzer.de

Impressum

© 2001 Gräfe und Unzer Verlag GmbH, München
Alle Rechte vorbehalten. Nachdruck, auch auszugsweise, sowie Verbreitung durch Bild, Funk, Fernsehen und Internet, durch fotomechanische Wiedergabe, Tonträger und Datenverarbeitungssysteme jeder Art nur mit schriftlicher Genehmigung des Verlages.

Redaktionsleitung
Doris Birk
Redaktion
Barbara Fellenberg
Lektorat
Angelika Lang

Illustrationen
Medical Art Service, München
Fotos
Michael Leis, München

Dank

Ein ganz besonderer Dank gebührt meinem Freund Herrn Karl Heinz Riedl, der an der Entstehung dieses Buches maßgeblich beteiligt war. Ich verdanke Herrn Riedl während unserer gemeinsamen Zeit in den USA und Deutschland viele neue Denkansätze in dem großen Feld der osteopathischen Medizin.

Weitere Fotos
Bavaria Bildagentur Seite 6 (Nägele), 37 (VCL)
GU-Archiv Seite 56 (A. Leiber), 30, 79 (Studio Schmitz)
IFA-Bilderteam Seite 59 (IT/tpl)
Image Bank Seite 12
Mauritius Seite 18 (age), 58 (Power-Stock)
Still National Osteopathic Museum Seite 9, 11
Tony Stone Seite 4 (M. Wiens), 17 (A. Wycheck), 27 (Amwell), 28 (S. Baker), 29 (A & L Sinibaldi), U4
Zefa Seite 26 (Jaemsen)

Umschlaggestaltung
independent Medien-Design
Innenlayout
Heinz Kraxenberger
Herstellung
Petra Roth
Satz
EDV-Fotosatz Huber/Verlagsservice G. Pfeifer, Germering
Lithos
Repro Ludwig
Druck
Appl, Wemding
Bindung
Sellier, Freising

ISBN: 3-7742-5589-X

Auflage	5.	4.	3.	2.	1.
Jahr	05	04	03	02	01

Wichtiger Hinweis

Die in diesem Buch wiedergegebene Auffassung der Autoren entspricht dem Stand der in den USA gelehrten und praktizierten Osteopathie. Vereinzelt gibt es im Bereich der Schulmedizin abweichende Auffassungen über Körperfunktion, Diagnostik und Therapie. Jeder Leser ist aufgefordert, in eigener Verantwortung zu entscheiden, ob und inwieweit Osteopathie für ihn eine Alternative oder Ergänzung zur Schulmedizin darstellt. Die in diesem Buch aufgeführten Behandlungsbeispiele und Selbstbehandlungen ersetzen nicht den Besuch beim Osteopathen oder Arzt. Osteopathie stellt in Deutschland, Österreich und der Schweiz kein geschütztes Berufsbild dar. Jeder Patient muss sich über die Qualifikation des Osteopathen informieren. Bestimmte Diagnosen und Therapien dürfen nur von Ärzten ausgeführt werden. Selbstbehandlung erfordert ein hohes Maß an Eigenverantwortung. Diese können Ihnen weder die Autoren noch der Verlag abnehmen. In Zweifelsfällen sollte immer ein Osteopath oder Arzt um Rat gefragt werden.

Umwelthinweis
Dieses Buch wurde auf chlorfrei gebleichtem Papier gedruckt. Um Rohstoffe zu sparen, haben wir auf Folienverpackung verzichtet.